T0246641

La vida fetal, el nacimiento y el futuro de la humanidad

Michel Odent

La vida fetal, el nacimiento y el futuro de la humanidad

Textos escogidos de Michel Odent

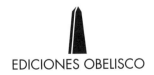

EDICIONES OBELISCO

Puede consultar nuestro catálogo en www.obstare.com

Los editores no han comprobado la eficacia ni el resultado de las recetas, productos, fórmulas técnicas, ejercicios o similares contenidos en este libro. Instan a los lectores a consultar al médico o especialista de la salud ante cualquier duda que surja. No asumen, por lo tanto, responsabilidad alguna en cuanto a su utilización ni realizan asesoramiento al respecto.

LA VIDA FETAL, EL NACIMIENTO Y EL FUTURO DE LA HUMANIDAD
Michel Odent

1.ª edición: octubre de 2021

Título original: *Fetal Life, Birth and the Future Humanity*

Traducción: *Francisca Fernández Guillén (por la traducción de los capítulos 1, 2, 3, 5, 6, 7, 9, 10)*
Liliana Lammers (por la traducción del capítulo 4)
Corrección: *TsEdi, Teleservicios Editoriales, S. L.*
Maquetación: *Isabel Also*
Diseño de cubierta: *TsEdi, Teleservicios Editoriales, S. L.*

© Michel Odent
El capítulo 8 «La sexualidad como un todo» corresponde a un extracto del libro de Michel Odent
«La Cientificación del Amor» (Ed. Creavida). Reproducido con permiso del autor.
(Reservados todos los derechos)
© 2021, Editorial OB STARE, S. L. U.
(Reservados los derechos para la presente edición)

Edita: OB STARE, S. L. U.
www.obstare.com | obstare@obstare.com

ISBN: 978-84-949827-0-5
Depósito Legal: TF-408-2021

Impreso en SAGRAFIC
Passatge Carsí, 6 - 08025 Barcelona

Printed in Spain

Reservados todos los derechos. Ninguna parte de esta publicación, incluido el diseño de la cubierta, puede ser reproducida, almacenada, transmitida o utilizada en manera alguna por ningún medio, ya sea electrónico, químico, mecánico, óptico, de grabación o electrográfico, sin el previo consentimiento por escrito del editor. Diríjase a CEDRO (Centro Español de Derechos Reprográficos, www.cedro.org) si necesita fotocopiar o escanear algún fragmento de esta obra.

Nota editorial: Este libro es resultado de la recopilación de distintos artículos publicados por el doctor Michel Odent a lo largo de los últimos años en revistas científicas o de divulgación. Por ello, es posible que el lector encuentre referencias, extractos o conclusiones idénticas en distintos capítulos de la obra. Aun así, la Editorial OB STARE ha considerado su publicación como una oportunidad más de conocer las investigaciones del doctor Odent en favor de la evolución de la humanidad hacia el amor.

Índice

Capítulo 1

Una nueva perspectiva: La investigación en salud primal

Nuestro Centro de Investigación de Salud Primal cuenta con un banco de datos de cientos de referencias de estudios publicados en revistas científicas y médicas. Todos ellos han investigado la relación entre el «período primal» y la salud y la conducta durante la vida. Según la interpretación que propuse para este término en el pasado, el «período primal» incluye la vida fetal, el tiempo durante el que transcurre el nacimiento y el año siguiente al nacimiento.[1] Según los resultados de nuestro banco de datos, cuando los investigadores ahondaron en el ambiente de la gente que presentaba algún tipo de dificultad para amar, tanto a sí mismos como a los otros, detectaron siempre factores de riesgo durante el período perinatal –tiempo que transcurre desde el comienzo del trabajo de parto hasta el nacimiento–. Además, cuando tal correlación existía, siempre se debía a una causa sociológica actual.

El «período primal» incluye la vida fetal, el tiempo durante
el que transcurre el nacimiento y el año siguiente al nacimiento.

---

1. Odent, M.: «Primal Health». Century Hutchinson, Londres, 1986.

Criminalidad juvenil

Sin duda alguna, la criminalidad violenta juvenil es un asunto de actualidad, que se puede considerar como una capacidad alterada de amar a otros. Adrian Raine y su equipo de la Universidad de Los Ángeles, en California, investigaron a 4269 sujetos masculinos nacidos en el mismo hospital de Copenhague.[2] Llegaron a la conclusión de que el mayor factor de riesgo de la violencia criminal a los 18 años estaba asociado a «complicaciones» durante el nacimiento, junto a una temprana separación de la madre o rechazo por parte de ella, aunque la rápida separación de la madre no era un factor de riesgo en sí mismo.

Conductas autodestructivas

El suicidio entre adolescentes, antes desconocido, es otro aspecto importante en la actualidad. Lee Salk y sus colegas de Nueva York investigaron el entorno de 52 adolescentes víctimas de suicidio antes de los 20 años y lo compararon con un grupo de control de 104 jóvenes.[3] Encontraron que uno de los principales factores de riesgo para cometer un suicidio durante la adolescencia era la reanimación durante el nacimiento. Bertil Jacobson, de Suecia, estudió, en particular, cómo la gente cometía el suicidio. En su primer estudio recurrió a los datos de 412 casos forenses correspondientes a víctimas de suicidio y los comparó con 2901 de un grupo de control.[4] Concluyó que el suicidio

---

2. Raine, A.; Brennan, P. y Medink, S.A.: «Birth complications combined with early maternal rejection at age one year predispose to violent crime at 18 years». Arch. Gen. Psychiatry 1994; 51: 984-8.

3. Salk, L.; Lipsitt, L.P. y al.: «Relationship of maternal and perinatal conditions to eventual adolescent suicide». Lancet, 16 marzo 1985: 624-7.

4. Jacobson, B.; Nyberg, K. y al.: «Perinatal origin of adult self-destructive behavior». Acta. Psychiatr. Scand. 1987; 76: 364-71.

por asfixia estaba íntimamente relacionado con asfixia durante el nacimiento, y que los suicidios violentos en los que se utilizaba algún tipo de instrumento se asociaban con el trauma del nacimiento instrumental.

En su último estudio, Jacobson confirmó que los hombres –no las mujeres– con nacimientos traumáticos tienen un factor de riesgo cinco veces mayor de cometer un suicidio violento que otros.[5] Jacobson investigó el ambiente de 242 adultos que se suicidaron con arma de fuego, saltando una gran altura, colocándose delante de un tren, ahorcándose, cortándose las venas, etc.; comparó estos casos con 403 hermanos nacidos en la misma época y en el mismo hospital. Las diferencias entre hombres y mujeres desaparecían en los casos en los que las madres habían utilizado analgésicos opiáceos durante el trabajo de parto.

Parece que los efectos a largo plazo de los analgésicos como la morfina o algún tipo de morfina sintética son varios. Entre esos efectos se encuentra la adicción a las drogas. Jacobson también estudió la adicción a las drogas; con Karin Nyberg investigó el caso de 200 adictos al opio nacidos en Estocolmo entre 1945 y 1966, tomando como grupo de control hermanos no adictos.[6] La conclusión a la que llegaron fue que si a la madre le habían suministrado algún tipo de analgésico durante el trabajo de parto, estadísticamente, su hijo tenía un mayor riesgo de convertirse en drogadicto en la adolescencia.

Tanto el autismo como otros aspectos del «espectro autista» también se pueden considerar como la expresión de una alterada capacidad para amar. Los niños autistas y los adultos autistas no se socializan. Cuando son adolescentes, no salen, no se enamoran, y, de adultos, no tienen hi-

5. Jacobson, B. y Bygdeman, M.: «Obstetric care and proneness of offspring to suicide as adults: case control study». BMJ 1998; 317: 1346-9.
6. Jacobson, B. y Nyberg, K.: «Opiate addiction in adult offspring through possible imprinting after obstetric treatment». BMJ 1990; 301: 1067-70.

jos. Mi interés por el autismo comenzó en 1982, cuando conocí a Niko Tinbergen, uno de los fundadores de la etología, que compartió el Premio Nobel con Konrad Lorenz y Karl Von Frisch en 1973. Especializado en etología familiar, observó la conducta animal y estudió en concreto la conducta no verbal de los niños autistas; como «etólogo de campo», investigó la conducta de los niños en su propio ambiente: además de hacer una descripción detallada de sus observaciones, redactó una lista de los factores que podían predisponer al autismo o que podían reforzar los síntomas.[7]

Encontró que tales factores estaban presentes durante el período perinatal: utilización de fórceps durante el parto, nacimiento bajo anestesia, reanimación e inducción del parto. Cuando lo conocí, estaba investigando la posible relación entre la dificultad del contacto visual y la ausencia de contacto visual entre la madre y el bebé tras el nacimiento. La investigación no la realizó con datos estadísticos y tampoco había grupo de control, pero, sin embargo, el trabajo de Tinbergen y su esposa representa el primer intento de investigar el autismo desde la perspectiva de la «investigación de salud primal».

En junio de 1991 leí con especial interés un artículo de Ryoko Hattori, una psiquiatra de Kumamoto, Japón.[8] Hattori evaluó los riesgos de desarrollar autismo según el lugar de nacimiento. Llegó a la conclusión de que los niños nacidos en cierto hospital presentaban más riesgo de ser autistas. En ese hospital en particular, la rutina llevaba a inducir el parto una semana antes de la fecha probable de parto, utilizando distintos tipos de sedantes, anestesia y analgésicos durante el trabajo de parto. Mi interés en este estudio ha aumentado ahora que conozco más datos sobre el perfil hormonal de los niños autistas y las particularidades de las estructuras de su cerebro. En concreto, la oxitocina resulta ser

7. Tinbergen, N. y Tinbergen, A.: «Autistic children». Allen and Unwin, Londres, 1983.
8. Hattori, R. y al.: «Autistic and developmental disorders after general anaesthesic delivery». Lancet, 1 junio 1991; 337: 1357-8 (carta).

una prometedora vía de investigación. Permítaseme recalcar una vez más que la oxitocina, cuya función es contraer el útero para el nacimiento del bebé y la expulsión de la placenta, es una hormona altruista, una «hormona del amor». Parece que los niveles de oxitocina son comparativamente menores en niños autistas, y por ello se ha intentado tratar a estos niños con oxitocina. Espero que la liberación de oxitocina de los niños autistas se investigue algún día. Se supone que la oxitocina resulta más efectiva cuando se libera rítmicamente, en una sucesión de rápidas pulsaciones. Hoy día ya es posible medir el ritmo de la liberación de oxitocina.

Los resultados de la mayoría de los estudios han confirmado la relación existente entre cómo la gente nace y distintas formas de alteración en la capacidad para amar, y ya se han publicado en muchas revistas médicas. Sin embargo, gran parte de estos datos se desconocen y se tiende a no tenerlos en cuenta; por ejemplo, en un extenso artículo publicado en el *British Medical Journal* sobre autismo, no se citó ninguno de los estudios sobre la relación con el período primal. Me pregunto por qué la mayoría de estos estudios no se han repetido por parte de los investigadores.

¿Puede la investigación ser políticamente incorrecta?

Como he conocido personalmente a todos los autores de estos estudios, me voy a permitir hacer algunos comentarios sobre esta familia de investigadores.

Antes de que falleciera de un derrame, Niko Tinbergen me envió una serie de cartas. Estaba sorprendido de que la mayoría de los psiquiatras infantiles «encontraba sus métodos, hechos y puntos de vista difíciles de aceptar». Agregó que se sentía «bajo sospecha y rechazado por la profesión». Durante uno de mis viajes a Japón, me encontré con

Ryoko Hattori. Después de haber publicado sus informes sobre los niños autistas en 1991, se quedó sin su trabajo como psiquiatra en un hospital universitario; así, perdió toda ilusión de ampliar sus estudios sobre el tema.

Una vez tuve una conversación con Lee Salk, quien investigó el suicidio juvenil desde la perspectiva de la salud primal; se sentía desanimado y sorprendido por la falta de respuesta a sus estudios. Poco después, murió de cáncer.

Bertil Jacobson, que estudió todos los tipos de conductas autodestructivas, tenía problemas para superar los obstáculos puestos por los comités éticos, que le impedían el acceso a los datos sobre nacimientos; esto le dificultaba enormemente su trabajo. La tesis de Karin Nyberg de «estudios sobre alteraciones perinatales como factor de riesgo potencial de abuso de drogas» fue en principio rechazada en el Instituto Karolinska, sin ninguna razón científica, ética o técnica, un escándalo sin precedentes.

Lo mismo le ocurrió a Adrian Raine, que se tuvo que enfrentar al rechazo de su proyecto de investigación en el Reino Unido antes de que le llegara la oportunidad de realizarlo en Los Ángeles.

Todos estos estudios eran retrospectivos, lo que significa que los investigadores trabajaron con niños, adolescentes y adultos que tenían algo en común (asesinos, adictos a las drogas, etc.); además, también investigaron el ambiente en el que se desarrollaba su vida.

Empezando desde la vida fetal

También contamos en nuestro banco de datos con investigaciones y estudios específicos cuyos objetivos eran evaluar las posibles consecuencias a largo plazo del estado emocional de la madre durante el embarazo. Algunos de estos estudios indican que el estado emocional de la mujer embarazada puede tener efectos a largo plazo en aspectos como la sociabilidad, la agresividad o el desarrollo de alguna alteración en la capacidad para amar.

El más antiguo de estos estudios se llevó a cabo en Finlandia. Dos psicólogos estudiaron los casos de 167 niños cuyos padres habían muerto antes de que ellos nacieran; por otro lado, trabajaron con 168 niños cuyos padres habían fallecido durante el primer año de vida de éstos.[9] Realizaron informes médicos a estas 335 personas hasta que tuvieron 35 años; todos los niños habían crecido sin padre. Resultó que aquéllos cuyos padres murieron durante el embarazo presentaban un mayor riesgo de criminalidad, alcoholismo y desequilibrio mental. Este estudio demuestra claramente que el estado emocional de la madre embarazada tiene una mayor influencia a largo plazo sobre el niño que el estado emocional durante el primer año de vida del pequeño.

Criminalidad juvenil, suicidio adolescente, drogadicción, autismo y esquizofrenia, entre otras, pueden considerarse alteraciones en la capacidad para amarse a uno mismo y amar a los otros, capacidad que se desarrolla durante la vida fetal y el período perinatal.

Los estudios realizados con niños de embarazos no deseados presentan conclusiones similares. A finales de los cincuenta, un equipo de Gotemburgo, Suecia, comenzó a investigar desde el punto de vista socio-psiquiátrico la vida de niños nacidos después de que sus madres hubieran tenido la intención de abortar, pero cuyas peticiones habían sido rechazadas.[10] Se hizo un seguimiento de las 120 personas del grupo de investigación y las 120 del grupo de control hasta que tuvieron

9. Huttunen, M. y Niskanen, P.: «Prenatal loss of father and psychiatric disorders». Arch. Gen. Psychiatr. 1978; 35: 429-31.

10. Forssman, H. y Thuwe, I.: «Continued follow-up study of 120 persons born after refusal of application for therapeutic abortion». Acta Psychiatr. Scand. 1995; 91: 361-9.

21 años, y luego este período se extendió hasta que cumplieron los 35. La conclusión más importante a la que llegaron fue que el grado de sociabilidad era menor en el grupo cuyas madres no habían podido abortar. Estas diferencias de sociabilidad eran aún detectables a la edad de 35 años.

El estudio de Praga está basado en un grupo de 220 personas cuyas madres tampoco pudieron abortar a pesar de su intención de hacerlo, entre 1961 y 1963.[11] A los 30 años, los investigadores examinaron a 190 de estas personas; como en Suecia, el grado de sociabilidad era mucho menor.

El diseño, los objetivos y la cantidad de personas con las que se trabajó en el estudio de Finlandia eran diferentes.[12] La primera investigación de 1966 incluyó a un grupo de 11 000 mujeres embarazadas a las que se les preguntaba en el sexto o séptimo mes de gestación si el embarazo era deseado, a destiempo pero deseado o indeseado. El riesgo de esquizofrenia era significativamente mayor en los bebés cuyas madres no deseaban el embarazo. La esquizofrenia se puede presentar como una alteración en la capacidad para amar: la persona se encuentra separada o ausente de la realidad.

A pesar de las dificultades técnicas con las que se encuentran los investigadores, se han seguido desarrollando estudios sobre la influencia del estado emocional de la mujer embarazada en sus bebés. Quizás se consideren «políticamente más correctos» estos trabajos que aquellos que detectan dicha correlación con el proceso del nacimiento en sí.

11. Kubicka, L.; Matejcek, Z. y al.: «Children from unwanted pregnancies in Prague, Czech Republic, revisited at age thirty». Acta Psychiatr. Scand. 1995; 91: 361-9.
12. Myhran, A.; Rantakallio, P. y al.: «Unwantedness of a pregnancy and schizophrenia of a child». Br.J.Psychiatr. 1996; 169: 637-40.

Conclusión

Después de observar los antecedentes de las personas que presentan una clara alteración de la capacidad para amar, sea para amarse a sí mismo o a otros, parece que la capacidad para amar está determinada por tempranas experiencias de la vida fetal y el período perinatal.

Capítulo 2

La efectividad del método acordeón

Nos encontramos en la sexta fase de nuestro programa preconcepcional, para lo cual tenemos que hacer un pequeño recordatorio de las fases previas para poder llegar a comprender nuestros objetivos.

Fase I: Almacenar viejas preocupaciones

A comienzos de los noventa teníamos programas enfocados hacia la preconcepción que, a menudo, se limitaban a recetar suplementos de ácido fólico (400 mg diarios vía cereales enriquecidos en el desayuno o en forma de comprimidos). El objetivo era reducir el riesgo de procesos anormales como pueden ser espina bífida, anencefalia y encefalocele.

Este tipo de prescripciones se basaba en resultados de estudios publicados en revistas médicas de prestigio,[1, 2] a su vez fomentadas por

1. MRC Vitamin Study Research Group: «Prevention of neural tube defect». Lancet, 1991; 338: 131-37.
2. Czeizel, A.E.; Dudas, I.: «Prevention of the first occurence of neural tube deffects by preconceptional vitamin supplementation». N Engl J Med, 1992; 327: 1832-35.

enormes campañas desde la sanidad pública. Para mucha gente, el ácido fólico era casi sinónimo de preparación para la concepción. Igualmente, llegó a ser corriente asociar este tipo de prescripción con aquellas que advertían acerca del consumo de ciertas sustancias como el alcohol o el tabaco. Existían otros programas más sofisticados que tomaban en consideración el tipo de riesgo que suponía un desequilibrio o una deficiencia de minerales en el organismo (zinc, magnesio, manganeso, selenio, etc.), así como también advertían de los peligros que conllevan los metales pesados sobre las funciones vitales (plomo, aluminio, cadmio, mercurio). Por tanto, el zinc, las vitaminas C y B y el ajo entraban entre las recomendaciones más acordes y se las asociaba con recomendaciones dietéticas (alimentación orgánica, etc.).

La mayor parte de los casos de cáncer testicular son consecuencias a largo plazo derivadas de los defectos del desarrollo en la vida fetal.

Fase II: Surgen nuevas preocupaciones

Nos hallamos a finales de los noventa y contamos ya con un buen número de datos que nos permiten percibir que una de las principales amenazas que acechan la salud de las generaciones futuras es la contaminación intrauterina debido a la acción de moléculas artificiales presentes en las grasas solubles. No sería tarea fácil, por otra parte, elaborar un listado que abarcara estos contaminantes intrauterinos. Pongamos, por citar algunos, el nombre de ciertos elementos bien conocidos por todos:

- Dioxinas: Familia compuesta por 219 tipos diferentes de elementos químicos tóxicos;
- PBC: Incluye más de 20 compuestos afines;
- APES: Detergentes no iónicos;

- Furacinas;
- PCDD y ácidos grasos trans: ácidos grasos introducidos en la dieta humana como consecuencia de procesos de transformación de diversos tipos de aceites.

Hoy por hoy, nuestro cuerpo alberga cientos de estas moléculas que se acumulan en los tejidos adiposos, a partir de los cuales gozan de una larga vida dentro del cuerpo humano.

Como requisito previo, vamos a partir de una gran diversidad de datos que se encuentran desperdigados por la literatura científica con la finalidad de llegar a percibir la importancia de este fenómeno que nos ocupa. Nuestro esfuerzo va a estar centrado en establecer lazos que permitan relacionar estos datos entre sí. En principio, vamos a trabajar con una serie de apuntes relacionados con el desarrollo neurológico e intelectual basados en una investigación de efectos a largo plazo.

Ciertamente, la contaminación presente en la leche materna es fácilmente detectable, por ende, es un asunto bien evaluado y documentado. Por ejemplo, según un estudio de la OMS, entre 1993 y 1994, la absorción diaria de dioxinas y PBC que arrastraba un conjunto de niños a través de la leche materna alcanzaba 170 pg por kg de peso corporal a los dos meses de nacer, mientras que a los 10 meses era de 39 pg.

De acuerdo a estos datos de la OMS, la cantidad diaria de contaminante tolerable quedaba establecida en 10 pg (hablamos de niveles de tolerancia basándonos en exposiciones durante la vida media humana). Si a estos datos añadimos que los lípidos de la leche preparada son sustituidos por otros lípidos de origen vegetal que contienen cantidades insignificantes de PBC y dioxinas, la primera cuestión que surge es: ¿superan los bien conocidos beneficios de la leche natural materna a los teóricos riesgos asociados con los PBC y la exposición a las dioxinas?

Estudios daneses establecieron una comparación con lactantes maternos, durante seis meses como mínimo, y otro grupo alimentado con leche preparada. Los resultados de este seguimiento fueron luego publicados sucesivamente a los 7 meses, 18 y 42 meses,[3, 4, 5] no obteniéndose efectos negativos por exposición a los PBC o a la dioxina en el grupo alimentado con leche materna.

En consecuencia, tras tomar en consideración muchos factores asociados, parece que el núcleo debe ubicarse en la contaminación intrauterina, ya que todos los estudios convinieron en resaltar efectos adversos como consecuencia de ésta.

Similares consecuencias acredita un estudio americano que contempla la función intelectual en niños de 11 años. En principio, el proyecto original reclutó a 212 niños nacidos de madres que habían consumido pescado contaminado con PBC[6] procedente del lago Michigan, presente en el suero materno y en la leche, y arrojó unos resultados comparativamente superiores a los que manifiesta la población general. En esta investigación, la exposición prenatal se evaluó midiendo concentraciones en el suero del cordón umbilical y en la leche materna.

Más adelante, cuando los niños contaban 11 años, se les sometió a una batería de test para medir el cociente intelectual. Así, se asoció la exposición prenatal a PBC con puntuaciones inferiores en los test de inteligencia, después de haberse aplicado convenientemente un filtro de control que fiscalizó variables potencialmente distorsionadoras, tales como el estatus económico. Los efectos más notables operaron

3. Huisman, M.; Koopman-Esseboom, C. y al.: «Neurological condition in 18-month-old children perinatally exposed to polychlorinated biphenyls and dioxins». Early Human Development, 1995; 43: 165-76.
4. Koopman-Esseboom, C.; Weisglas-Kuperus, N. y al.: «Effects of polychlorinated biphenyl/Dioxin exposure and feeding type on infants mental health and psicomotor development». Pediatrics, 1996; 97: 700-06.
5. Patandin, S.; Lanting, C.I. y al.: «Effects of environmental exposure to polychlorinated biphenyl/dioxins on cognitive abilities in Dutch children at 42 months». J Ped, 1999; 134 (1): 7-9.
6. Jacobson, J.L.; Jacobson, S.W.: «Intellectual impairment in children exposed to polychlorinated biphenyls in utero». N Engl J Med, 1996; 335 (11): 783-9.

sobre la atención y la memoria. Aquellos niños que sufrieron una exposición mucho mayor revelaban tres veces más posibilidades de obtener calificaciones inferiores, así como el doble de posibilidades de tener dos años de retraso en cuanto a la comprensión lectora. A pesar de que los PBC pasaron más a través de la leche materna que a través del propio útero, solamente se dieron casos de déficit asociados a la exposición placentaria.

Dentistas finlandeses que estudiaban la manera en la que interferían elementos policlorinados en el desarrollo dental llegaron también a la conclusión de que es la contaminación intrauterina la que realmente importa. Se dieron cuenta de que muchos niños padecían de molares poco desarrollados, decolorados y débiles, los cuales habían perdido la capa de esmalte que proporciona dureza al diente, facilitando de esta manera los procesos de caída de las piezas dentales. Para este estudio se tomaron en consideración los efectos de una exposición accidental a las dioxinas ocurrida en Taiwán,[7] donde los niños de madres que sufrieron exposiciones cuando estaban embarazadas mostraron problemas dentales similares a los que presentaban los niños finlandeses.

Siguiendo esta línea investigadora, los experimentos continuaron de manera combinada utilizando animales[8] junto a estudios dinámicos,[9] y se llegó a la conclusión de que los defectos de retención de minerales en los primeros molares –permanentes– constituía el mejor indicador disponible para valorar la incidencia de la exposición a la dioxina durante la vida fetal.

7. Alaluusua, S.; Lukinmaa, P.L. y al.: «Polychlorinated dibenzo-p-dioxins and dibenzofurans via mother's milk may cause developmental defects in the child's teeth as biomarker of dioxin exposure». Environ Toxicol Pharmacol, 1996; 1: 193-97.
8. Alaluusua, S.; Lukinmaa, P.L. y al.: «Exposure to 2, 3, 7, 8-tetrachlorodibenzo-para-dioxin leads to defective dentin formation and pulpal perforation in rat incisor tooth». Toxicology, 1993; 8: 1-13.
9. Alaluusua, S.; Lukinmaa, P.L. y al.: «Developing teeth as biomarker of dioxin exposure». Lancet, 1999; 353: 206 (research letter).

Se han publicado diversos estudios en diferentes países que establecen una relación entre la contaminación intrauterina y las tasas ascendentes de disfunciones en el tracto genital masculino.[10, 11] Cada vez un número mayor de jóvenes varones presenta testículos sin descender y se ha constatado una subida en la frecuencia de la hipospadia –la anormalidad más corriente del pene–. Un estudio elaborado en Estados Unidos señalaba casi el doble de casos de hipospadia en cuatro regiones del país en el período comprendido entre 1970-1993.[12] Igualmente, las tasas de cáncer testicular habían sufrido un incremento.[13] Hoy en día se acepta comúnmente que la mayor parte de los casos de cáncer testicular son consecuencias a largo plazo derivadas de los defectos del desarrollo en la vida fetal.

Otro dato es la espectacular caída de la cantidad media del semen producido que se viene dando desde mediados del siglo XX y que representa la señal más intrigante del incremento de la vulnerabilidad del tracto genital masculino.[14, 15]

La única interpretación plausible es que todos los elementos policlorinados sintéticos que vamos acumulando durante años en nuestro tejido adiposo actúan como disruptores hormonales. Precisando más, puede decirse que lo que hacen estos elementos químicos es mimetizar los estrógenos, siendo éstos los causantes de interferir en el desarrollo

10. Jackson, M.B.; John Radcliffe Hospital cryptorchidism research group: «The epidemiology of cryptorchidism». Horm Res, 1988; 30: 153-56.
11. García-Rodríguez, J.; García-Martín, M. y al.: «Exposure to pesticides and crytorchidism: geographical evidence of a possible association». Environ Health Perspect, 1996; 104: 394-99.
12. Paulozzi, L.J.; Erickson, D. y Jackson, R.J.: «Hypospadias trends in two US surveillance systems». Pediatrics, 1997; 100: 831.
13. Forman, D. y Moller, H.: «Testicular cancer». Cancer Surv, 1994; 19-20: 323-41.
14. Sharpe, R.M. y Skakkebaek, N.E.: «Are estrogens involved in falling sperm counts and disorders of the male reproductive tract?». Lancet, 1993; 341:1392-95.
15. Auger, J.; Kunstmann, J.M.; Czyglik, F. y Jouannet, P.: «Decline in semen quality among fertility men in Paris during the past 20 years». N Engl J Med, 1995; 332: 281-5.

de los testículos desde el mismo comienzo de su evolución durante la vida intrauterina.

Además, no es únicamente el tracto genital masculino el susceptible de sufrir riesgo por estos motivos; este extremo lo experimentan también los fetos masculinos, cuya tasa de supervivencia desciende en picado. Ello lo viene a demostrar un estudio japonés donde se evaluó este descenso dramático reflejado en las estadísticas vitales en cuanto al índice de abortos[16] en la comparación masculino/femenino: el número de muertes fetales fue contabilizado tras las 12 semanas de gestación, cuando ya es posible identificar el sexo de la mayor parte de las criaturas. El índice de abortos entre las 12-15 semanas de gestación aumentó del 2,52 en el año 1966 hasta alcanzar un 3,10 en 1976; el 6,19 en 1986 y, finalmente, ¡el 10,01 en el año 1996! La vulnerabilidad de los fetos masculinos para adaptarse a los nuevos factores medioambientales venía sospechándose tras la publicación de diversos estudios que señalaban una disminución significativa de la proporción de nacimientos masculinos en las últimas tres décadas.[17]

De manera paralela, la proporción de nuevos nacimientos masculinos en Dinamarca[18] y los Países Bajos[19] ha descendido en el período que comprende los años cincuenta hasta los noventa. En Canadá se

16. Mizuno, R.: «The male/female ratio of fetal deaths and births in Japan». Lancet, 2000; 356: 738-39.

17. Davis, D.L.; Gottlieb, M.B. y Stampnitzky, J.R.: «Reduced ratio of male to female births in several industrial countries. A sentinel health indicator?». JAMA, 1998; 279: 1018-1023.

18. Moller, H.: «Change in male-female ratio among newborn infants in Denmark». Lancet, 1996; 348: 828-29.

19. Van der Pal-de Bruin, K.M.: «Change in male-female ratio among newborn babies in Netherlands». Lancet, 1997; 349: 62.

barajaban medidas similares,[20] así como en Estados Unidos[21] en el período 1970-1990. En cuanto a Canadá, en el mismo período citado anteriormente se dio una pérdida de 2,2 nacimientos masculinos por cada 1.000 nacimientos vivos; en países latinoamericanos[22] viene observándose igualmente un descenso similar desde los años setenta, y Finlandia[23] e Italia[24] distribuyen sus estadísticas en una línea semejante.

Parece obvio, por tanto, que la tasa de mortalidad de los fetos macho tiene relación directa con algún tipo de contaminación prenatal, afirmación que viene avalada por estudios posteriores al accidente acaecido en Seveso (Italia), que supuso una fuente abundante de documentación fehaciente sobre la exposición de toda una comunidad al TCDD (una de las dioxinas más tóxicas). Entre 1977 y 1984 nacieron 48 niñas frente a sólo 26 niños de padres que habían estado expuestos al TCDD.[25]

El grupo de ácidos grasos trans representa un grupo especial de contaminantes solubles. A fecha de hoy, los tenemos de manera muy presente en repostería, patatas fritas, comida rápida, etc.

Un equipo alemán fue capaz de demostrar que este tipo de elementos contaminantes son capaces de cruzar la placenta con los consiguientes efectos adversos sobre el crecimiento del feto.[26] Otro equipo de es-

---

20. Allan, B.B.; Brant, R.; Seidel, J.E. y Jarrel, J.F.: «Declining sex ratio in Canada». Can Med Assoc J, 1997; 156: 37-41.
21. Marcus, M.; Kiely, J.; McGeehin, M. y Sinks, T.: «Changing sex ratio in the United States, 1969-1995». Fertil Steril, 1998; 70 (2): 270-3.
22. Feitosa, M.F. y Krieger, H.: «Demography of the human sex ratio in some Latin America countries, 1967-1986». Hum Biol, 1992; 64: 523-530.
23. Vartiainen, T.; Kartovaara, L. y Tuomisto, J.: «Enviromental chemicals and changes in sex ratio: analysis over 250 years in Finland». Environ Health Perspect, 1999; 107: 813-5.
24. Astolfi, P. y Zonta, L.A.: «Hum Reprod», 1999; 14 (12): 3116-3119.
25. Mocarelli, P.; Brambilla, P. y al.: «Change in sex ratio with exposure to dioxin». Lancet, 1996; 348: 409.
26. Koletzko, B.: «Transfatty acids impair biosynthesis of long chain polyunsaturates and growth in man». Acta Paediatr, 1992; 81: 302-6.

tudiosos, en este caso de Norteamérica, descubrió una relación entre la ingesta de ácidos grasos trans por parte de la madre y el riesgo de sufrir preeclampsia, una enfermedad de la madre que puede acarrear efectos indeseables a largo plazo para el recién nacido.

Fase III: Emerge el concepto del desarrollo de toxicidad mediada por el ser masculino

Este concepto apareció por vez primera en una revista especializada de gran tirada. Según un estudio publicado en *Lancet* con origen en Montreal, cuando es un hombre el que resulta expuesto a los policlorinados químicos, son sus hijos los que presentan un riesgo más elevado de padecer leucemia linfoblástica aguda, que es la forma más corriente en la que se presenta un cáncer en la edad infantil.[27]

Poco después pudimos saber, mediante otro artículo de *Lancet*, una serie de datos extraídos a su vez de un estudio sobre la exposición accidental de la población de Seveso a elevadas concentraciones de dioxinas en Italia en 1976. Dicha investigación evidenció que aquellos padres jóvenes (menores de 19 años de edad) que estuvieron en contacto con el contaminante engendraron un número significativamente mayor de niñas que de niños (0,38).

Nos encontramos posiblemente en los albores de una nueva era de investigaciones que van a tener este concepto innovador como base. Por ejemplo, otro estudio se encargó de precisar los efectos que sobre la reproducción conlleva la exposición del padre al conservante para la madera conocido como clorofeno, que viene siendo utilizado en la industria

---

27. Infante-Rivard, C. y Sinnett, D.: «Preconceptional paternal exposure to pesticides and increased risk of childhood leukemia». Lancet, 1999; 354: 1819 (letter).

maderera.[28] Los autores de esta investigación identificaron a 19 675 niños (nacidos entre 1952 y 1988), de 9512 padres que, al menos durante un año, habían trabajado en los aserraderos de la British Columbia, donde habían sido utilizados clorofenados contaminantes. Los controles pertinentes se fijaron por año de nacimiento y sexo. Los niños nacidos de trabajadores del aserradero se encontraban en el grupo de riesgo superior dado a padecer anomalías congénitas de los ojos, en concreto cataratas; riesgo elevado a desarrollar anencefalia o espina bífida, así como anomalías congénitas en los órganos genitales, determinados según parámetros de exposición específicos.

Los experimentos con animales han sido realizados a modo instrumental con el objeto de estudiar y desarrollar este concepto. Ha habido innumerables estudios de alteraciones sufridas por las crías en los animales sometidos a experimentación médica en un amplio abanico de exposiciones de diversos elementos a los que fueron sometidos los padres. Las consecuencias incluyen disminución de talla y peso en las camadas, incremento de muerte natal y muerte neonatal, defectos en el nacimiento, tumores y anomalías del comportamiento, siendo algunos de estos defectos transmisibles a la segunda y tercera generaciones. En un artículo de investigación basado en este tipo de estudios experimentales se llegó a la conclusión de que la exposición de los padres podría contribuir en la incidencia de una gran variedad de desórdenes en los seres humanos.[29]

El descenso en la proporción de nuevos nacimientos masculinos, en parte debido al aumento de la mortalidad fetal masculina, se encuentra directamente relacionado con algún tipo de contaminación prenatal.

---

28. Dimich-Ward, H.; Hertzman, C. y al.: «Reproductive effects of paternal exposure to chlorophenate wood preservatives in the sawmill industry». Scand J Work Environ Health, 1998; 24 (5): 416.
29. Nelson, B.K.; Moorman, W.L. y Shrader, S.M.: «Review of experimental male-mediated behavioural and neurochemical disorders». Neurotoxicol Teratol, 1996; 18 (6): 611-16.

Fase IV: Nos dirigimos hacia nuevas estrategias

Probablemente, este listado de advertencias preliminares tendrá que ser ampliado en un futuro cercano. Mientras, los programas preconcepcionales deben ser adaptados a estos intereses renovados que nos ocupan hoy por hoy.

Cualquier nueva estrategia que afrontemos deberá tener en cuenta que la mayoría de los nuevos elementos químicos sintéticos producidos por la industria se acumulan y se fijan en el tejido adiposo, tanto del hombre como de la mujer, incluso después de que los niveles medioambientales hayan caído considerablemente. La relación temporal entre exposición y efectos puede llegar a ser muy grande.

El único acercamiento racional al tema por nuestra parte surge basándonos en la movilización de las grasas: el objetivo primordial debe ser renovar las grasas acumuladas. Para ello contamos con el ayuno[30, 31, 32] y la actividad física.[33] A través de estos dos mecanismos vamos a movilizar esta grasa almacenada en nuestro cuerpo y, por consiguiente, los elementos químicos solubles en ella. A mayor cantidad de ácidos grasos libres en sangre, más cantidad de elementos químicos solubles presentes, por lo que el cuerpo humano debe dejar trabajar a discreción la capacidad excretora de riñones e hígado.

Tengamos en cuenta que el hígado humano es incapaz de llegar a desintoxicar elementos químicos a los que no ha estado expuesto en los

30. Lambert, G. y Brodeur, J.: «Influence of starvation and hepatic microsomal enzyme induction of the mobilization of DDT residues in rats». Tox App Pharm, 1976; 36: 111-20.
31. Clark, D. y Prouty, R.: «Experimental feeding of DDE and PCB to female big brown bats». J Toxicol Environ Health, 1997; 2: 917-28.
32. deFreitas, A. y Norstrom, R.: "Turnover and metabolism of polychlorinated biphenyls in relation to their chemical structure and the movement of lipids in pigeons". Can J Physiol, 1974; 52: 1080-94.
33. Wirth, A.; Schlierf, G. y Schelter, G.: "Physical activity and lipid metabolism". Klin Wochenscher, 1979; 57: 1105-1201.

últimos millones de años de evolución, por lo que los riñones no pueden eliminar estas sustancias solubles en la grasa. Así, el cuerpo humano debe dejar hacer adecuadamente su trabajo a las glándulas sudoríparas y a los procesos de excreción intestinal. Este tipo de contaminantes solubles, como pueden ser las dioxinas, se expanden a través de las paredes intestinales y son atraídas por la grasa depositada en la luz intestinal.

Siguiendo el método acordeón, nuestro programa preconcepcional repara en todos estos hechos. El «método acordeón» se basa en una serie de sesiones cortas de semiayuno que se repiten sucesivamente. El principio que subyace en todas ellas es perder peso y movilizar los ácidos grasos en cada sesión a la vez que recuperamos inmediatamente nuestro peso corporal previo entre dos sesiones («acordeón»). Cada sesión dura entre 2 y 3 días y únicamente vamos a ingerir un cóctel especialmente diseñado elaborado a base de sirope de arce, sirope de palmera y jugo de limón mezclados. Vamos a incorporar pimienta de cayena y con ello incrementaremos ligeramente la temperatura corporal. Este cóctel puede ser consumido a cualquier hora del día sin restricción alguna. Es particularmente rico en minerales, proporcionando un equilibrio zinc-manganeso-hierro ideal (5:2:1). La proporción calcio-magnesio se acerca al 2,5:1 y el potasio-sodio en torno a 10:1. Con el jugo de limón vamos a cubrir las necesidades de vitamina C de una manera natural.

También vamos incorporar baños de vapor en nuestras sesiones, saunas y algunos ejercicios. La actividad física se adaptará al estilo de vida individual de cada persona.

Una cosa a tener especialmente en consideración es que las mujeres deben asegurarse de que no se encuentran embarazadas antes, durante o inmediatamente después de una sesión, ya que en esos momentos es cuando tendrán más cantidad de contaminantes en sangre. Obviamente, esto no consiste en renovar completamente la grasa almacenada en nuestro cuerpo, pero sí en minimizar los posibles efectos de la contaminación en el nuevo ser en caso de que se produzca la concepción.

Fase V: Evaluando la viabilidad del programa

Una vez que hemos precisado la estrategia a seguir, debemos pasar a evaluar la viabilidad del programa. En primer lugar, hemos probado con sesiones grupales y pudimos disfrutar de unos interesantes y cordiales fines de semana todos juntos. Entre conversación y conversación con los padres nos dimos unos bañitos de vapor, saunas y algún paseo por el monte de la zona. Ya desde el viernes previo a la reunión, los participantes habían reducido la ingesta de calorías, quedando en manos de sopas de verduras y fruta, para, gradualmente, ir volviendo a su comida habitual al lunes siguiente a las sesiones. Se explicó a los participantes en estas jornadas la mejor manera de proseguir con la práctica de lo experimentado en las sesiones en casa, al ritmo de una vez al mes.

Durante las sesiones recogimos una serie de datos preliminares (método de la observación). Al comienzo del segundo día, se invitaba a todos y cada uno de los asistentes a hablar de ellos mismos. Aquí surgía el dolor de cabeza y la falta de concentración. La mayoría de ellos mencionó un buen dormir durante la primera noche y también que no sintieron hambre. Pudimos observar lenguas más blancas que las del primer día. La euforia se propagó al final de la sesión, lo que denotaba claramente los resultados obtenidos. Incluso hubo quienes llegaron a comentar que le habíamos echado más pimienta a los cócteles en comparación con el día anterior (esto es señal de una mayor agudeza gusto-olfato). Igualmente captamos signos evidentes de pérdida de peso.

Por ejemplo, una mujer se dio cuenta de que podía quitarse el anillo con facilidad. Habíamos llevado un aparato japonés para medir la proporción de tejido adiposo. Antes de la sesión, manejábamos unos mínimos entre el 22 % y el 35 %, mientras que al final de las jornadas las pérdidas de grasa iban de 1 a 3 unidades. En esta ocasión tuvimos la oportunidad de comprobar la idoneidad de unas bolsitas de té laxante a base de hojas de sen.

Contando con que estas sesiones grupales constituyeron un elemento muy útil a la hora de valorar la viabilidad del programa, pasamos a reemplazarlas por consultas personalizadas.

Resultaba difícil organizar las sesiones grupales, dado que el número de parejas que podía participar era muy bajo. Por regla general, las mujeres aparecían solas a la consulta. Hay que decir aquí que muchas parejas necesitan hablar de su caso particular de manera conjunta, cosa que si sucede desde el principio, que el hombre se comprometa desde el comienzo, lo que se logra es una motivación conjunta muy reforzada.

Fase VI: Evaluando la eficacia del programa

Hemos alcanzado la fase en la que vamos a evaluar la eficacia del programa. Con esta finalidad contaremos con la inestimable asistencia del doctor Vyvyan Howard, cuya cooperación viene avalada por su experto conocimiento en toxicopatología fetal e infantil. A fin de lograr nuestro objetivo, el proyecto necesitará 20 mujeres de 20-30 años de edad. Vamos a asumir igualmente que va a resultar más cómodo interpretar los resultados obtenidos si todos los participantes son coetáneos y del mismo sexo.

La incorporación de este grupo de personas va a ser posible gracias a la red, vía agencias especializadas que poseen bases de datos de correo clasificadas de acuerdo a criterios tales como éste de la edad.

La temporalización ocupará cinco sesiones distribuidas en cinco meses para cada participante. Antes y después de ejecutar el programa tenemos previsto realizar una biopsia de líquidos. Este tipo de biopsia de líquidos no resulta más invasiva que una toma normal de sangre. Lo que vamos a comparar es la cantidad de elementos químicos solubles en la grasa a partir de las células lípidas; en concreto, realizaremos observaciones de los elementos policlorados presentes antes y después de la serie de sesiones.

Capítulo 3

La función de la alegría en el embarazo

Menuda sorpresa me llevé cuando el organizador de una conferencia me pidió que hablase sobre «la función de la alegría en el embarazo». Vino a mi mente entonces la imagen de las embarazadas que salían de la reunión semanal del grupo de canto de la maternidad de Pithiviers, en Francia. Solía preguntarme si ellas y los bebés que gestaban en sus vientres no se beneficiarían más viniendo a cantar con nosotros que yendo de consulta en consulta para hacerse pruebas de control del embarazo.[1]

A la hora de compendiar nuestros conocimientos actuales sobre esta función, nos enfrentamos a un obstáculo importante: muchos estados emocionales han sido estudiados científicamente por fisiólogos, psicólogos, epidemiólogos y otros científicos, pero no la alegría. Haz una búsqueda en las bases de datos médicas y científicas con las palabras clave «ansiedad», «estrés», «depresión», «trastorno psicológico» o «miedo» y encontrarás miles de referencias. La búsqueda de «alegría», sin embargo, resultará estéril. En lo referente a la alegría, ni siquiera tenemos una definición comúnmente aceptada.

---

1. Odent M.: «Birth reborn». Pantheon NY 1984 (1rst edition).

Dicen que los pintores, poetas y otros artistas siempre van dos pasos por delante de los científicos, así que empecemos por fijarnos en lo que pueden enseñarnos sobre la alegría. *Los cinco misterios gozosos* (o de la alegría) es, sin duda, la referencia más encontrada en el campo de la pintura. De lo primero que nos damos cuenta es de la asociación entre los términos «gozo» o «alegría» y «misterio». La palabra «misterio» tiene la misma raíz que la palabra «mística», y sentir alegría o gozo es también una experiencia que transciende los límites de la experiencia común. *La Anunciación, La Visitación, La Natividad, La Presentación en el Templo y El Niño Perdido y Hallado en el Templo* son todos acontecimientos relativos al nacimiento de la vida. Las experiencias arquetípicas de alegría están relacionadas con el amor maternal y son reacciones intensas a acontecimientos gratificantes. También sabemos que la alegría es contagiosa: tras la anunciación, María va a compartir su alegría con otra futura madre. La atmósfera sagrada del templo propicia la expresión de las diferentes facetas del amor maternal.

Los poetas y los músicos no se han olvidado de la alegría. El *Himno de la alegría* es ahora el himno de Europa. Esta música pertenece al cuarto movimiento de la Novena sinfonía de Beethoven. Al preguntarnos cómo la música de Beethoven consigue evocar la alegría reparamos en que las series repentinas e intermitentes de notas ascendentes sugieren sin duda el nacimiento de la vida. En cuanto al texto original, se trata de un poema escrito por Friedrich Schiller a finales del siglo XVIII. Desde el comienzo del poema, la alegría es presentada como un acceso repentino a lo divino: «Freude, schöner Götterfunken» [Alegría, bella chispa de divinidad]. La última línea de un poema sobre la alegría (*joie*) de mi propia madre[2] es también muy significativa: «un grand hymne à la joie évoque le Très-Haut». También los poetas asocian simbólicamente la alegría con el surgir de la vida. El poema de mi madre contiene las palabras «printemps» [primavera], «oiseau qui chante» [pájaro

---

2. Madeleine Odent: «Joie». In: Rayons du Soir. Les Presses de Monteil. Pessac 1978.

que canta], «enfant» [niño]. Y también la famosa canción de Charles Trenet sugiere el nacimiento de la vida, como ocurre en primavera cuando los gorriones empiezan a cantar: «Y'a d'la joie… bonjour, bonjour les hirondelles…».

Sea cual sea el aspecto de la infelicidad en el que la mujer se encuentre (tristeza, duelo, ansiedad, preocupación, estrés...), el nivel de cortisol es más alto que si se siente feliz, y hoy se sabe a ciencia cierta que el cortisol es un inhibidor del crecimiento fetal, y en concreto del desarrollo cerebral.

Hoy en día, los científicos no dudan en infiltrarse en los dominios de poetas y otros artistas. Toda clase de estados emocionales, incluyendo el amor[3] y las conexiones con lo sagrado,[4] han sido «cientificadas». Un día, el concepto de alegría será estudiado con métodos científicos. Un día, la función de la alegría en el embarazo se considerará una cuestión importante.

Entre tanto, podemos estudiar indirectamente la alegría en el embarazo fijándonos en su polo opuesto en el espectro de las emociones. Los científicos han estudiado ampliamente los estados emocionales asociados a la liberación de cortisol y catecolaminas tales como la adrenalina y la noradrenalina. Existen conexiones entre la liberación de todas estas hormonas del estrés. Las catecolaminas, en especial la adrenalina, están más relacionadas con las situaciones de emergencia; mientras que el cortisol es una hormona de actuación lenta y se asocia más directamente a los estados emocionales crónicos y los rasgos de la personalidad. Ésta es la razón por la que los efectos del cortisol en el embarazo son más fáciles de estudiar.

---

3. Odent M.: «The Scientification of Love». Free Association Books. London 1999 (1rst edition).
4. Persinger M.: «The neuropsychological bases of good beliefs». Praeger NY 1987.

Se han encontrado niveles altos de cortisol en estados de ansiedad crónica, depresión, duelo, estrés crónico y «trastornos psicológicos maternos en el embarazo».[5] Simplificando un poco y utilizando un lenguaje llano, podríamos afirmar que, sea cual sea el aspecto de la infelicidad que uno considere, el nivel de cortisol siempre es alto. Hoy en día sabemos a ciencia cierta que el cortisol es un inhibidor del crecimiento fetal,[6] en concreto del desarrollo cerebral, aunque una enzima producida por la placenta (II beta-hidroxiesteroide deshidrogenasa) puede, hasta cierto punto, proteger al feto al transformar el cortisol activo en cortisona inactiva. Recientemente se ha producido una avalancha de datos que confirman que los estados emocionales maternos durante el embarazo asociados a niveles altos de cortisol tienen efectos significativos en el crecimiento y la actividad fetal,[7, 8] así como en el estado neuroendocrino de la prole.[9, 10]

Además, hemos incluido en la base de datos de salud primal algunos estudios sobre problemas emocionales y del comportamiento en la infancia que están relacionados con estados emocionales maternos durante el embarazo caracterizados por la presencia de niveles de cortisol altos. El denominado «Avon Longitudinal Study of Parents and Children» [Estudio Longitudinal de Padres y Niños de Avon] hizo el seguimiento de una cohorte de 7144 mujeres que dieron a luz entre el 1 de

5. Field T, Hernandez-Reif M, Diego M, et al.: «Stability of mood states and biochemistry across pregnancy». Infant Behav Dev 2006 Apr; 29 (2): 262-7.
6. Uno H, Eisele S, Sakai A, et al.: «Neurotoxicity of glucocorticoids in the Primate Brain». Hormones and Behavior 1994; 28: 336-348.
7. Diego MA, Jones NA, Field T, et al.: «Maternal psychological distress, prenatal cortisol, and fetal weight». Psychosom Med 2006 Sep-Oct; 68(5): 747-53.
8. Field T, Diego M, Hernandez-Reif M, et al.: «Prenatal maternal cortisol, fetal activity and growth». Int J Neurosci 2005 Mar; 115 (3): 423-9.
9. Field T, Diego M, Hernandez-Reif M, et al.: «Prenatal maternal biochemistry predicts neonatal biochemistry». Int J Neurosci 2004 Aug; 114 (8): 933-45.
10. Weinstock M.: «The potential influence of maternal stress hormones on development and mental health of the offspring». Brain Behav Immun 2005 Jul; 19(4): 296308.

abril de 1991 y el 31 de diciembre de 1992. La ansiedad materna, que había sido valorada en intervalos repetidos durante el embarazo, aparecía como un factor de riesgo independiente en los problemas emocionales y de comportamiento del niño al alcanzar la edad de cuatro años.[11] Se midieron los niveles de cortisol de 74 niños de 10 años estudiados en el mismo «estudio Avon» al despertarse, a los 30 minutos de despertarse y a las 4 y a las 9 de la tarde durante 3 días consecutivos. La ansiedad materna durante el embarazo estaba significativamente asociada a las diferencias individuales en el nivel de cortisol al despertar y al atardecer.[12] Este estudio proporciona pruebas de que la ansiedad durante el embarazo puede constituir en los humanos un mecanismo capaz de producir una predisposición mayor a las psicopatologías en niños y adolescentes. El trastorno de hiperactividad con déficit de atención (THDA) se inserta en este ámbito y ha sido relacionado con la ansiedad materna durante el embarazo.[13]

Algunos estudios incluidos en nuestra base de datos han explorado los efectos en la edad adulta de una gran variedad de estados emocionales maternos durante el embarazo asociados con niveles de cortisol altos. Dos psiquiatras finlandeses estudiaron los efectos del duelo. Para ello, identificaron a 167 niños cuyos padres habían muerto antes de que ellos naciesen;[14] los investigadores identificaron también a otros 168 niños cuyos padres murieron durante el primer año de vida de los

11. O'Connor TG, Heron J, Glover V, Alspac Study Team: «Antenatal anxiety predicts child behavioral/emotional problems independently of postnatal depression». J Am Acad Child Adolesc Psychiatry 2002 Dec; 41(12): 1470-7.

12. O'Connor TG, Ben-Shlomo Y, Heron J, Golding J, Adams D.: «Prenatal anxiety predicts individual differences in cortisol in pre-adolescent children». Biol Psychiatry. 2005 Aug 1; 58 (3): 211-7.

13. Van den Bergh BR, Marcoen A.: «High antenatal maternal anxiety is related to ADHD symptoms, externalizing problems, and anxiety in 8- and 9-year-old». Child Dev 2004 Jul-Aug;75(4):1085-97

14. Huttunen MO, Niskanen P. Prenatal loss of father and psychiatric disorders. Arch Gen Psychiatry 1978 Apr;35(4):429-31

niños. Luego se estudiaron los historiales médicos de esos 335 niños durante 35 años. La mayoría de los padres había muerto durante la segunda guerra mundial, y la edad y clase social de los padres era similar en ambos grupos. Todos los niños se criaron sin padre. Sin embargo, sólo aquellos que perdieron a su padre mientras estaban en el útero materno tenían un riesgo aumentado de criminalidad, alcoholismo y enfermedad mental. Los resultados de este estudio sugieren que el estado emocional de la madre durante el embarazo tiene un efecto mayor a largo plazo sobre el niño que el estado emocional que tuviese durante el año siguiente al nacimiento. Otro autorizado estudio finlandés realizado con una cohorte de población general de 12 059 niños nacidos en 1966 a los que se hizo un seguimiento hasta finales de 1998 encontró un aumento significativo de la criminalidad entre los varones de 33 años nacidos de madres que habían sufrido depresión en el período prenatal.[15]

Un embarazo no deseado es otra de las situaciones que sin duda se asocian con la presencia de niveles altos de cortisol. Existe abundante literatura sobre niños nacidos después de que a la madre se le negase el aborto. El estudio de Praga se basó en un grupo de 220 individuos nacidos de madres a las que se había negado el aborto tanto en su primera petición como en la apelación subsiguiente entre 1961 y 1963 (comparados por pares con un grupo de control formado por niños nacidos de embarazos deseados). A la edad de 9, 14, 21 a 23 y 30 años había diferencias notorias entre ambos grupos. Por ejemplo, a la edad de 9 años, los resultados escolares de los niños del grupo de estudio eran significativamente peores (aunque no se encontraron diferencias en el cociente intelectual); entre los 21 y 23 años, el número de sujetos que habían sido condenados judicialmente era el doble en el grupo de

---

15. Maki P, Veijola J, Rasanen P, et al. Criminality in the offspring of antenatally depressed mothers: a 33-year follow-up of the Northern Finland 1966 Birth Cohort. J Affect Disord 2003 May;74(3):273-8

estudio que en el de control.[16] Un estudio sueco en el que se comparó a 120 niños nacidos durante el período 1939-1942 de madres que habían pedido un aborto terapéutico con otros 120 de un grupo de control obtuvo resultados similares. En el grupo de estudio era más frecuente encontrar casos de individuos con problemas sociales y psiquiátricos a la edad de 21 y 35 años.[17] En el estudio finlandés de cohorte de nacidos en 1966 se preguntó a las madres en el sexto o séptimo mes de gestación si el embarazo era deseado, inoportuno pero deseado o no deseado. El resultado fue que el riesgo de padecer esquizofrenia de los niños no deseados aumentaba significativamente en comparación con los niños deseados o que simplemente habían llegado a destiempo.[18]

El estado actual del conocimiento sobre los efectos de la exposición prenatal a las hormonas del estrés materno a lo largo de la vida tiene muchas implicaciones prácticas. La primera obligación de todos aquellos que atienden a las embarazadas es proteger su salud emocional. En una época en que la atención prenatal se medicaliza de forma rutinaria, las actitudes de los profesionales de la salud pueden tener un impacto importante en el estado emocional de las embarazadas. Por eso la principal preocupación de médicos, comadronas y cualquier otro profesional especializado, aquello en lo que deberían poner más celo, es evitar el «efecto nocebo» durante las consultas de control del embarazo.[19] En la práctica, esto significa que deben interactuar de forma que, después de salir de la consulta la embarazada se sienta incluso más feliz que antes o, al menos, su ansiedad haya disminuido. Algo difícil de conse-

16. Kubicka L, Matejcek Z, David HP, et al. Children from unwanted pregnancies in Prague, Czech Republic revisited at age thirty. Acta Psychiatr Scand 1995; 91: 361-9

17. Forssman H, Thuwe I. Continued follow-up study of 120 persons born after refusal of application for therapeutic abortion. Acta Psychiat Scand 1981; 64: 142-9

18. Myhrman A, Rantakallio P, Isohanni M, et al. Unwantedness of a pregnancy and schizophrenia of a child. Br J Psychiatry 1996; 169: 637-40

19. Odent M. Eliminating the nocebo effect in prenatal care. Primal Health Research Newsletter. Vol 2 No 2. Autumn 1994.

guir mientras el estilo dominante de atención al embarazo siga siendo ofrecer a todas las embarazadas una ristra protocolaria de pruebas que convierten cada consulta en una oportunidad para darse cuenta de todos los riesgos asociados al embarazo y el parto. Hoy en día existen razones suficientes para reconsiderar el contenido de las consultas prenatales y avanzar hacia una actitud selectiva.

Lo ideal sería que la embarazada moderna se hiciese una pregunta práctica básica: ¿qué puede hacer el profesional de la salud por mí y por mi bebé? Si pensamos en el caso habitual de una mujer que no tiene enfermedades crónicas graves, sabe que está embarazada, conoce la fecha aproximada de la concepción y siente cómo su bebé va creciendo en su vientre, tendríamos que responder con humildad: «aparte de detectar determinadas anormalidades muy visibles y ofrecerle la posibilidad de abortar, no mucho». Respecto del profesional de la salud, lo ideal sería que su actuación se guiase por las necesidades fundamentales de la mujer embarazada. A partir de esta premisa básica, el profesional podría dedicar un tiempo a abordar aspectos tales como el estilo de vida y la alimentación. Hoy en día existen pruebas que nos permiten afirmar que las deficiencias nutricionales, particularmente las de ácidos grasos de cadena larga omega 3, exacerban los trastornos depresivos. Es probable que este tipo de deficiencias hagan disminuir los niveles de serotonina en períodos críticos del desarrollo neurológico.[20] La atención prenatal del futuro estará orientada por una norma: «Come sardinas, sé feliz y ¡no te olvides de cantar!».[21]

También los conocimientos actuales que tenemos sobre los efectos a largo plazo de la exposición a las hormonas del estrés materno pueden ayudarnos a dar una primera interpretación sobre la función de la ale-

20. Freeman MP, Hibbeln JR, Wisner KL, et al. Omega-3 fatty acids: evidence basis for treatment and future research in psychiatry. J Clin Psychiatry 2006 Dec;67(12):1954-67
21. Odent M. Eat sardines, be happy… and sing! Midwifery Today Int Midwife. 2001 Fall; (59):19

gría en el embarazo. Si alegría es lo opuesto a ansiedad, depresión y trastorno psicológico, podemos asumir razonablemente que está asociada a niveles bajos de cortisol. Podemos, por tanto, aventurar que la función de la alegría en el embarazo es proteger al nonato contra las dañinas hormonas del estrés. Y, puesto que los efectos duraderos aún son perceptibles en la edad adulta, podemos presumir incluso que la alegría en el embarazo es necesaria para transmitir de generación en generación la capacidad de sentir la alegría. Permítasenos pronosticar que, en un futuro cercano, algún científico imaginativo encontrará la forma de desentrañar el papel de hormonas como la dopamina, la serotonina y la oxitocina en la experiencia de la alegría. Y también que la «cientificación de la alegría» abarcará el estudio de rasgos inexplorados de la personalidad como por la *joie de vivre* [alegría de vivir].

Capítulo 4

El nacimiento de los mamíferos humanos

Todos los mamíferos dan a luz gracias a una repentina emisión de hormonas. Una de ellas, concretamente la oxitocina, juega un papel trascendental, ya que es necesaria para la contracción del útero, lo que facilita el nacimiento del bebé y la expulsión de la placenta. También se la conoce por inducir amor maternal.

Igualmente, todos los mamíferos pueden segregar una hormona de emergencia, la adrenalina, cuyo efecto es frenar la oxitocina. La adrenalina se segrega ante una situación de peligro. El hecho de que la oxitocina y la adrenalina sean antagonistas explica que la necesidad básica de todos los mamíferos a la hora de parir es sentirse seguros.

En la jungla, la hembra no podrá dar a luz mientras exista un peligro, como por ejemplo la presencia de un depredador. En este caso, la segreración de adrenalina es una ventaja, pues los músculos que sostienen el esqueleto recibirán más sangre, y la hembra dispondrá de energía suficiente para luchar o huir; en este caso, es una ventaja poder frenar la producción de oxitocina y posponer el parto.

Existen multitud de situaciones asociadas con la producción de adrenalina. Los mamíferos la segregan cuando se sienten observados. Cabe destacar que los mamíferos cuentan con estrategias específicas para no sentirse observados cuando están de parto; la privacidad es, obviamente, otra necesidad básica. La hormona de emergencia está también implicada en la termorregulación. En un entorno frío, observamos otra de las conocidas funciones de la adrenalina: inducir el proceso de vasoconstricción. Así podemos explicar que, cuando una hembra está pariendo, y de acuerdo a la adaptibilidad de las especies, tiene que estar en un entorno lo suficientemente cálido.

Dado que los humanos somos mamíferos, tales consideraciones fisiológicas vienen a sugerir que, a la hora de parir, las mujeres deben sentirse seguras, pero sin sentirse observadas, y con una temperatura ambiente adecuada.

Desventajas de los humanos

Mientras que la perspectiva fisiológica identifica fácilmente cuáles son las necesidades primarias de las mujeres a la hora de parir, también podemos entender las desventajas específicamente humanas de este período, las cuales están relacionadas con el descomunal desarrollo de esa parte del cerebro denominada neocórtex.

Gracias a nuestro altamente desarrollado neocórtex podemos hablar, contar y ser lógicos, así como ser capaces de razonar. En su origen, el neocórtex es una herramienta que sirve a las viejas estructuras del cerebro, ayudando a nuestro instinto de supervivencia. El problema es que su actividad tiende a controlar estructuras primitivas del cerebro y, así, inhibir el proceso de nacimiento (y cualquier otro tipo de experiencia sexual).

Al respecto, la naturaleza encontró una solución para superar esta desventaja específicamente humana a la hora de dar a luz. Se entiende que el neocórtex debería encontrarse en estado de reposo para que las estructuras primitivas del cerebro puedan fácilmente segregar las hormonas necesarias. Esto explica el hecho de que cuando las mujeres están de parto tienden a aislarse del resto del mundo, a olvidar lo que leyeron o se aventuran a hacer lo que nunca habrían hecho en su vida diaria, como gritar, insultar, adoptar posturas inesperadas, etc. Muchas veces he escuchado a mujeres decir, después de haber parido, «Estaba como en otro planeta».

Cuando una mujer de parto «está en otro planeta», significa que la actividad de su neocórtex es reducida. Esta reducción de la actividad del neocórtex es un aspecto esencial de la fisiología del nacimiento en los humanos, de lo cual se deduce que una de las necesidades básicas de las mujeres durante el parto es la de ser protegidas de cualquier tipo de actividad neocortical. La estimulación del neocórtex, por tratarse de una estructura fundamentalmente lógica, obstaculiza tanto el proceso del nacimiento como el de cualquier otra experiencia sexual.

Desde un punto de vista práctico, es útil explicar lo que esto significa y repasar todos los factores bien conocidos que pueden estimular el neocórtex humano:

Lenguaje

En particular, el lenguaje racional. Cuando nos comunicamos por medio del lenguaje, procesamos lo que recibimos con el neocórtex. Esto implica que si hay una comadrona, una de sus principales cualidades debería ser mantenerse al margen, en silencio y, sobre todo, evitar preguntar algo en concreto. Imaginemos a una mujer en pleno parto y ya «en otro mundo». Una mujer que grita, que se comporta de una manera que nunca se atrevería en su vida cotidiana. Se ha olvidado de todo lo que ha aprendido o leído sobre el nacimiento, ha perdido el sentido del tiempo y de pronto se le obliga a contestar a la pregunta ¿a qué hora hizo pipí por última vez? A pesar de que parezca sencillo, pasará mucho tiempo antes de que los que atienden partos comprendan el significado y la importancia de la palabra «silencio».

Luz

Es otro factor que estimula el neocórtex de los seres humanos. Está sobradamente comprobado que la estimulación visual influye en el re-

45

sultado de los encefalogramas. Cuando queremos dormir, apagamos la luz y corremos las cortinas, para así reducir la actividad de nuestro neocórtex, lo que implica que, desde una perspectiva fisiológica, una luz atenuada en general facilita el nacimiento. Llevará tiempo convencer a los profesionales de la salud de la importancia de este tema. Es interesante observar que cuando una mujer está de parto, espontáneamente adopta posturas que la protegen de los estímulos visuales, como cuando está a cuatro patas, como rezando. Esta postura, tan común en las mujeres de parto, no sólo reduce el dolor de espalda, sino que tiene también otros efectos positivos, como eliminar la causa principal de estrés fetal –se descomprime así la vena cava–, al tiempo que facilita la rotación del cuerpo del bebé.

Sentirse observada

También puede ser otra manera de estimular el neocórtex. Cuando una persona se siente observada, existe una respuesta fisiológica que ha sido científicamente estudiada. Por otro lado, es de sentido común que todos nos sentimos diferentes cuando sabemos que estamos siendo observados. En otras palabras, la intimidad es un factor que facilita la reducción del control ejercido por el neocórtex. Resulta irónico que todos los mamíferos no humanos, que tienen un neocórtex no tan desarrollado como el nuestro, tengan una estrategia para dar a luz en la intimidad: los que están activos durante la noche, como las ratas, tienden a parir de día, y los que están activos durante el día, como los caballos, tienden a dar a luz durante la noche. Las cabras salvajes alumbran en zonas inaccesibles, y los chimpancés se alejan de su grupo, se aíslan. La importancia de la intimidad nos enseña que existe una gran diferencia entre la actitud de una comadrona que se sitúa frente a la mujer de parto y la observa, y la de otra comadrona que se sienta discretamente en un rincón. También nos muestra que deberíamos de evitar introducir cualquier tipo de dispositivo que pueda ser percibido como un agente observador, del tipo de cámara fotográfica, de vídeo o monitor fetal electrónico.

De hecho, toda situación que pueda desencadenar una liberación de adrenalina puede ser catalogada como un factor estimulante de la actividad neocortical.

La necesidad básica de todos los mamíferos a la hora de parir es sentirse seguros, mas no observados, y en un ambiente cálido.

Dificultades mecánicas del nacimiento del *Homo sapiens*

Están también relacionadas con el desarrollo del cerebro. Cuando una mujer encinta llega a término, el diámetro menor de la cabeza del bebé –que no es exactamente como una esfera– casi coincide con el diámetro mayor de la pelvis de la madre –que tampoco es exactamente como un cono–. El proceso evolutivo adoptó una continuidad de soluciones para así alcanzar los límites de lo que es posible.

La primera solución fue hacer el embarazo lo más corto posible; de alguna manera, el bebé humano nace prematuramente. Además, se ha probado recientemente que la mujer embarazada puede, hasta cierto punto, adaptar el tamaño del feto a su tamaño modulando el fluido sanguíneo y la disponibilidad de nutrientes hacia el feto. Por esta razón las madres receptoras de embriones de donantes con tallas genéticamente superiores llegan a término habiendo engendrado bebés más pequeños de lo previsto. Desde un punto de vista mecánico, la cabeza del bebé tiene que estar lo más flexionada posible, de manera que presente el menor diámetro antes de emprender la espiral que lo llevará fuera de la pelvis materna. El nacimiento de los humanos es un complejo fenómeno asimétrico, con la pelvis materna abierta transversalmente al máximo de sus posibilidades a la entrada, y también lo más ancho posible longitudinalmente a la salida. Un proceso de «amoldamiento» puede cambiar ligeramente la forma del cráneo del bebé si fuera necesario.

Si otros mamíferos no cuidan de sus crías tras un parto por cesárea, lo primero que nos tendríamos que plantear es: ¿cuál es el futuro de una civilización nacida por cesárea?

Cuando se habla de las particularidades mecánicas del nacimiento humano, no podemos dejar de referirnos y compararnos con lo que sucede con nuestros parientes más cercanos, los chimpancés. Con el embarazo a término, la cabeza de un bebé chimpancé ocupa un espacio significativamente menor en la pelvis materna, con la vulva de la madre perfectamente centralizada, con lo que el descenso de la cabeza del bebé se presenta de una manera lo más directa y simétrica posible. A juzgar por los hechos, parece que desde que nos separamos de los otros chimpancés y a través de la evolución de las especies de homínidos, ha venido originándose un conflicto entre moverse rectos sobre los dos pies y la tendencia hacia un cerebro cada vez mayor. El cerebro del *Homo* moderno es cuatro veces mayor que el de nuestro famoso ancestro conocido como Lucy. Tal conflicto en nuestras especies viene dado porque esa pelvis adaptada a un cuerpo verticalizado debe estrecharse, para así permitir que las piernas permanezcan juntas bajo nuestra columna vertebral, lo cual facilita la transferencia de fuerzas desde las piernas hasta la espina cuando corremos. Esta postura erguida se convierte en un requisito previo para nuestro desarrollo cerebral. Por otra parte, los mamíferos, que ejecutan sus movimientos con las cuatro extremidades a un tiempo, son incapaces de llevar cargas pesadas sobre la cabeza, como nosotros cuando andamos derechos. Quizá es por este motivo por el que durante el proceso evolutivo se han encontrado soluciones como una pelvis ensanchable útil para el nacimiento del «mono con el cerebro grande», teniendo en cuenta que cuanto más corrieran nuestros ancestros, mayores probabilidades de supervivencia tenían.

Medio cultural

Otra diferencia entre los humanos y los otros mamíferos es que, cuando un nacimiento ha sufrido cualquier clase de intervención, ya sea con drogas o simplemente por demasiada gente alrededor, el efecto es mucho más evidente a nivel individual entre los mamíferos no humanos. Cualquier actitud por la que la mujer se sienta observada (luz, palabras, miradas…) estimula la actividad neocortical y dificulta el proceso fisiológico del parto.

Para explicar lo que acabo de decir existen incontables experimentos que confirman que el comportamiento maternal de los mamíferos no humanos puede cambiar espectacularmente si se pone al animal anestesia general. Hace casi un siglo, en Sudáfrica, Eugene Marais estuvo realizando experimentos con la finalidad de confirmar su intuición de poeta de que existe una conexión entre el dolor del nacimiento y el amor materno.[1] Marais estudió un grupo de 60 antílopes cafres salvajes sabiendo que no había habido un solo caso de madre de este rebaño que hubiera rechazado a un retoño en los últimos 15 años. Procedió entonces a dar a las madres que iban a parir unas chupadas de cloroformo y éter; el resultado fue el rechazo posterior de éstas hacia sus crías. El comportamiento materno también puede ser alterado por la acción de la anestesia local. En los años ochenta, Krehbiel y Poindron estudiaron los efectos de la anestesia epidural en ovejas con resultados fáciles de resumir:[2] cuando las ovejas paren con anestesia epidural, no cuidan de sus crías.

En veterinaria, existe hoy en día la práctica de cesárea entre ciertas razas de perros. Esto es posible porque los seres humanos compensan esta práctica, que acarrea inadecuados comportamientos maternales

---

1. Marais, E. N.: The soul of the white ant. Methuen. London, 1937.
2. Krehbiel, D. y Poindron, P.: Peridural anaesthesia disturbs maternal behaviour in primiparous and multiparous parturient ewes. Physiology and behavior 1987; 40: 463-72.

entre los perros, con preparados lácteos que reemplazan la leche canina. Referente a los efectos de la cesárea en la conducta de los primates, contamos con extensa documentación, ya que diferentes especies de monos son utilizados como animales de laboratorio. Por ejemplo, en el caso de dos tipos de macacos –los rhesus y los conocidos como «comedores de cangrejos»–,[3] las madres no cuidan de sus crías tras una cesárea. En estos casos, el personal de laboratorio debe recubrir el cuerpo de la cría con secreciones vaginales con la finalidad de estimular el interés de la madre por el recién nacido.

No es necesario presentar muchos más ejemplos de experimentos con animales para convencer a cualquier persona de que la cesárea, o simplemente la anestesia necesaria para la operación, pueden alterar fatalmente la actitud maternal de los mamíferos en general.

Con respecto a este asunto, los humanos son especiales. Millones de mujeres en todo el mundo han cuidado a sus bebés tras una cesárea, una epidural o un parto en el que están «ligeramente colocadas». Sabemos por qué el comportamiento de los seres humanos es más complejo y más difícil de interpretar que la conducta de otros mamíferos, incluyendo los primates.[4] Los seres humanos han desarrollado sofisticados medios de comunicación: son capaces de hablar, han creado culturas y su comportamiento está menos influenciado por su regulación hormonal y más directamente por el medio cultural en el que habitan. Una mujer puede anticipar un comportamiento maternal cuando sabe que está embarazada. Esto no significa que no tengamos nada que aprender de los mamíferos no humanos.

Lo aprendido de los experimentos con animales nos indica el tipo de preguntas que debemos hacer cuando nos referimos a la especie humana, las cuales deben incluir tanto el término «civilización» como

---

3. Lundbland, E. G. y Hodgen, G. D.: Induction of maternal-infant bonding in rhesus and cynomolgus monkeys after caesarian delivery. Lab. Anim. Sci 1980; 30: 913.
4. Odent, M.: La Cientificación del amor. Editorial Creavida. Buenos Aires, 2001.

el término «cultura». Por ejemplo, si otros mamíferos no cuidan de sus crías tras un parto por cesárea, lo primero que nos tendríamos que plantear es: ¿cuál es el futuro de una civilización nacida por cesárea?

Por un lado, el medio cultural atenúa los efectos del desequilibrio hormonal, pero por otro perturba el proceso del nacimiento. En otras palabras, todas las sociedades que conocemos han perturbado la fisiología del parto y nacimiento.

La sociedad interfiere en el proceso fisiológico a través de comadronas o doctores que son a menudo demasiado activos, por no decir invasivos. Al principio, las mujeres tenían la tendencia a dar a luz cerca de sus madres o cerca de una madre de la familia o la comunidad. Aquí se encuentra el origen de la partería. La comadrona representa la figura de la madre. En un mundo ideal, nuestra madre es el prototipo de persona con quien nos sentimos seguras, sin ser observadas o juzgadas. En muchas sociedades, la persona que atiende el parto representa el papel de guía o asistente.

La mujer de parto no es una atleta. ¡Es una señal muy buena cuando la mujer no tiene ganas de hacer nada! Significa que su nivel de adrenalina es bajo.

La transmisión de creencias y rituales es la forma más poderosa de controlar el proceso del nacimiento, y en particular, la fase del parto entre el nacimiento del bebé y la expulsión de la placenta. Por ejemplo, la creencia de que el calostro es nocivo y se debe evitar dar al bebé ha estado presente en los cinco continentes, y la consiguiente acción es que la criatura, inmediatamente después de nacer, debe estar en los brazos de otra persona distinta a la madre. De ello deriva, a su vez, la tan enraizada costumbre de precipitarse a cortar el cordón. Éstos son sólo dos ejemplos de una larga lista de creencias y rituales que interfieren negativamente en el proceso fisiológico del nacimiento. También hay creencias que refuerzan ciertos rituales; por mencionar una, digamos que todavía en ciertos grupos étnicos de África Occidental la madre no debe ver los ojos de su bebé en las primeras 24 horas «para evitar que los malos espíritus invadan el cuerpo del recién nacido».

Es importante darse cuenta de que la cultura del siglo XXI transmite sus propias creencias, especialmente entre los grupos que se autodenominan de «nacimiento natural» y que van en contra de lo que hemos aprendido de la perspectiva fisiológica y del comportamiento de los otros mamíferos –no humanos–. Por ejemplo, es común comparar a las mujeres de parto con atletas, a quienes se les aconseja consumir carbohidratos, proteínas y líquidos antes de empezar una actividad física extrema.[5] Mucha gente que trabaja dentro del «nacimiento natural» con madres embarazadas está influenciada por tales comparaciones y les explican que cuando comience el parto deben comer, por ejemplo, pasta, y durante el trabajo de parto deben beber bebidas dulces, como jugos o agua y miel. Pero la realidad es otra: cuando la primera fase de un parto progresa bien, esto significa que el nivel de adrenalina de la parturienta es bajo. Esta mujer tenderá a permanecer inmóvil (quizás recostada hacia delante o sobre el costado o como su cuerpo se lo pida). Cuando los músculos del esqueleto están descansando, es muy poca la energía que se gasta. Además, cuando un parto progresa bien, esto es una señal de que el neocórtex está descansando. Y recordemos que el neocórtex es otro órgano del cuerpo humano que necesita una buena cantidad de glucosa para funcionar. Comparar a una mujer de parto con una «atleta de maratón» nos puede llevar a otros errores, como el de sobreestimar la necesidad de agua. Es importante recordar que la parturienta no pierde mucha agua porque presenta altos niveles de vasopresina –la hormona que retiene agua– y porque los músculos del esqueleto no están activos. Esta analogía tan errónea –parturienta = atleta– hace que muchas mujeres de pronto terminen con una vejiga demasiado llena. Al mismo tiempo, a muchas mujeres de parto se les aconseja caminar. ¡Es una se-

---

5. Odent, M.: Laboring women are not marathon runners. Midwiferytoday, 1994; 31: 23-26.

ñal muy buena cuando la embarazada no tiene ganas de hacer nada!, pues significa que su nivel de adrenalina es bajo.[6] Por regla general, cuando la primera fase del parto marcha bien, las mujeres tienden a estar pasivas, reclinadas o a cuatro patas, y sugerirles una actividad muscular no sólo es contraproducente sino hasta cruel.

Los momentos cruciales

¿Cuáles son las ventajas evolutivas de esta multitud de creencias y rituales que tienden a enfrentarse al instinto protector materno durante ese período de tiempo considerado tan crítico para el desarrollo de la capacidad de amar?

En el contexto científico actual, podemos hacernos tales preguntas porque las respuestas vienen solas. Desde los tiempos en los que la estrategia básica de supervivencia de la mayoría de los grupos humanos era dominar la naturaleza y dominar a otros grupos humanos, era ventajoso hacer a los seres humanos agresivos y capaces de destruir la vida. En otras palabras, era una ventaja moderar la capacidad de amar, incluyendo el amor por la naturaleza y el respeto por la Madre Tierra. Era una ventaja perturbar los procesos fisiológicos en el período perinatal, particularmente la fase que va desde el nacimiento del bebé hasta la expulsión de la placenta, y que ahora sabemos que es crítica en el desarrollo de la capacidad de amar. A través de miles de años se han ido seleccionando los grupos humanos según su potencial de agresividad, y todos nosotros somos, hoy día, el fruto de tal selección.

Estas consideraciones pertenecen al contexto de lo que yo llamo criterio del siglo XXI.[7] Nos encontramos en un momento crucial donde

---

6. Bloom, S. L.; McIntire, D. D. et al.: Lack of effect of walking on labor and delivery. N Engl J Med 1998; 339: 76-9.

7. Odent, M.: El Granjero y el Obstetra. Editorial Creavida. Buenos Aires, 2002.

la humanidad debe inventar nuevas estrategias de supervivencia. Actualmente estamos llegando al límite de las viejas tradiciones. Tenemos que hacernos nuevas preguntas del tipo: ¿cómo se desarrolla el amor y el respeto por la Madre Tierra? Para no seguir destruyendo nuestro planeta necesitamos más que nunca la energía del amor. Todas las creencias y costumbres que ignoran el instinto protector materno ya no ofrecen ventaja evolutiva alguna. Tenemos nuevas razones para dejar de una vez de interferir en los procesos fisiológicos. Tenemos nuevas razones para redescubrir las necesidades básicas de las mujeres que dan a luz y de sus recién nacidos.

Este punto crucial en la historia de la humanidad coincide con el momento mismo en el que la historia del nacimiento atraviesa una etapa totalmente nueva. Aunque todas las sociedades humanas han querido controlar el nacimiento, la situación es radicalmente nueva al comienzo del siglo XXI.[8] Hasta hace muy poco, una mujer no podía ser madre sin emitir un flujo de hormonas, que son en realidad un complejo cóctel de hormonas del amor. Pero actualmente, con la industrialización de los nacimientos, la mayoría de las mujeres dan a luz sin producir estas hormonas. Muchas tienen cesáreas programadas, a otras se les bloquea su flujo natural de hormonas al utilizar la oxitocina sintética combinada con la anestesia epidural. Y aquellas que dan a luz sin intervención muy a menudo reciben un agente farmacológico para el alumbramiento de la placenta en un momento tan crítico para la relación madre-hijo. Quiero subrayar que la inyección de oxitocina sintética no conlleva un efecto sobre la conducta porque no alcanza el cerebro. De seguir con tales prácticas, debemos preguntarnos cómo será la civilización del futuro.

En realidad, la prioridad es «mamiferar» el nacimiento.
El nacimiento debe, en cierta manera, deshumanizarse.

---

8. Odent, M.: The Caesarean. Free Association Books. London, 2004.

Una guía simple y lógica

Ya que es urgente mejorar nuestra comprensión de lo fisiológico, una simple guía nos parece apropiada para redescubrir las necesidades de las mujeres durante el parto.

Éstas pueden ser resumidas en una frase: en lo que concierne al parto y nacimiento, todo lo que es específicamente humano debe ser eliminado, al tiempo que las necesidades mamíferas deben ser satisfechas.

Suprimir lo que es específicamente humano implica primero liberarse de todas las creencias y costumbres que han interferido la fisiología de este proceso durante milenios. También significa que el neocórtex, esa parte del cerebro tan desarrollada en el ser humano, necesita reducir su actividad, y que el lenguaje, específicamente humano, debería ser utilizado con extrema precaución.

Para satisfacer nuestras necesidades de mamíferos humanos necesitamos otorgar gran importancia a la intimidad, ya que todos los mamíferos tienen una estrategia para no sentirse observados cuando paren. También tenemos la necesidad de sentirnos seguros. Es significativo que cuando una mujer disfruta de completa intimidad y se siente segura, a menudo adopta posturas típicas de los mamíferos, como por ejemplo, a cuatro patas.

Es común oír decir que el nacimiento debe «humanizarse». Pero, en realidad, la prioridad es «mamiferar» el nacimiento. El nacimiento debe, en cierta manera, deshumanizarse.

Capítulo 5

¿Es peligrosa la participación del padre en el parto?

Hace cien años, cuando la mayoría de los bebés nacían en casa, una pregunta como ésta hubiera resultado irrelevante. En esa época, todo el mundo sabía que el parto era «cosa de mujeres». El marido tenía adjudicadas tareas tales como pasarse horas hirviendo agua, pero no se implicaba en el parto propiamente dicho.

¿Influye la participación del padre en el parto en la vida sexual posterior de la pareja? Me sorprende el gran número de parejas que se separan algunos años después de un parto maravilloso según los criterios modernos. Siguen siendo buenos amigos, pero nunca más serán compañeros sexuales.

Hoy, esta misma cuestión sigue considerándose irrelevante e incluso estúpida. En los albores del siglo XXI, todo el mundo conoce la importancia del papel activo del padre en «el nacimiento de la familia». La mayoría de las mujeres no pueden ni imaginarse dar a luz sin la participación de su pareja. Hemos oído innumerables historias de «parejas que dan a luz». Hasta en las salas de parto más convencionales se admite a los padres.

Eludir las cuestiones clave en detrimento de una explicación sobre el cambio en los conceptos es lugar común, y es así porque las cuestiones que nos planteamos son complejas. Para poder interpretar unos cambios conceptuales y de comportamiento tan repentinos y radicales debemos situarlos en su contexto histórico. Es esencial que recordemos que los curiosos fenómenos que estamos estudiando comenzaron de forma inesperada en la mayoría de los países industrializados en los años sesenta. Por aquel entonces, una nueva generación de mujeres sintió la necesidad de ser acompañadas por el padre el bebé cuando daban a luz. Comenzaron a expresar esta petición justo cuando los partos empezaban a concentrarse cada vez más en hospitales cada vez más y más grandes. Desde el punto de vista histórico, la participación del padre del bebé no puede disociarse del parto hospitalario. También en esa época comenzó la tendencia a que las familias se hicieran más pequeñas y se redujesen en su mayoría a la familia nuclear, de forma que el padre del bebé era la única persona de la familia presente en la vida cotidiana de muchas mujeres.

Además, los sesenta fue la época en que las comadronas, en aquellos países en los que no desaparecieron completamente, pasaron a ser un miembro más de grandes equipos médicos. Está claro que la participación del padre fue una adaptación a situaciones sin precedente, ya que nunca antes en la historia de la humanidad las mujeres habían tenido que parir en grandes hospitales y rodeadas de extraños, la familia nuclear era desconocida para cualquier otra cultura, y las comadronas siempre habían sido independientes.

Quienes han sido testigos activos de semejantes cataclismos en las formas de comportamiento recordarán lo rápidamente que los teorizadores crearon nuevas doctrinas. En 1970, por ejemplo, escuché que la participación del padre fortalecía los lazos de la pareja y debíamos esperar un descenso en la tasa de separaciones y divorcios. También oí que la presencia del padre, al ser una persona familiar, facilitaría el parto y cabría esperar un descenso en el número de cesáreas.

Los albores del siglo XXI representan, treinta años después, el comienzo de otra fase en la historia del nacimiento. El punto de inflexión en el que nos hallamos actualmente está relacionado con el rápido desarrollo de la «obstetricia basada en la evidencia» y con un ejercicio de la matronería «basado en la evidencia». Uno de los primeros efectos de un enfoque científico es estimular una nueva conciencia sobre la importancia de los factores medioambientales en el período perinatal. Hemos sabido, por ejemplo, a través de una serie de estudios prospectivos controlados realizados al azar, que en un ambiente tecnificado electrónicamente tiende a dificultar el parto y no tiene más efecto en las estadísticas que el aumento en la tasa de cesáreas. La obstetricia basada en la evidencia es fundamental en el camino hacia la «era poselectrónica» del nacimiento.

La crisis actual, provocada por las prácticas basadas en la evidencia, representa una oportunidad única de reconsiderar muchas teorías e ideas preconcebidas y hacer inventario de todas las cuestiones que deberíamos plantearnos. Respecto de la participación del padre en el parto, deberíamos hacernos las siguientes preguntas:

Primera pregunta:
La participación del padre, ¿ayuda u obstaculiza el parto?

Aquellos que son lo suficientemente viejos como para recordar cómo era un parto cuando no había nadie más alrededor que una comadrona experimentada, maternal y discreta, se sentirán inclinados a plantearse la cuestión de esta forma. Nuestro objetivo no es proporcionar respuestas, sino analizar las múltiples razones que hacen que este tema sea tan complejo.

Hay diferentes tipos de parejas según la duración de la convivencia, el grado de intimidad, etc. Hay muchas clases de hombres: algunos pueden permanecer en un segundo plano mientras su pareja está de parto, otros tienden a comportarse como observadores o como guías, mientras que otros son más bien protectores. Justo cuando la mujer que está de parto necesita reducir la actividad de su intelecto –de su neocórtex– e irse «a otro planeta», muchos hombres no pueden dejar de comportarse racionalmente. Algunos parecen valientes, pero contagian los altos niveles de adrenalina que segregan.

El doble lenguaje de los seres humanos se presenta como la razón principal por la cual la complejidad de estos temas se subestima. Es frecuente el conflicto entre el lenguaje verbal y el lenguaje corporal de la mujer embarazada. La mayoría de las mujeres modernas se muestra inflexible en cuanto a la necesidad de que el padre del bebé participe cuando de a luz, pero el día del parto la misma mujer puede expresar exactamente lo contrario de forma no verbal. Recuerdo que ciertos partos progresaban lentamente hasta que el padre era obligado a salir de forma inesperada (por ejemplo, a comprar algo urgentemente antes de que cerraran la tienda). Tan pronto como salía el hombre, la parturienta empezaba a gritar, iba al baño y el niño nacía tras una corta serie de contracciones poderosas e irresistibles (lo que yo llamo «reflejo de eyección del feto»).

Cuando planteamos esta cuestión debemos tener en cuenta las particularidades de las diferentes fases del parto. Durante la tercera fase es frecuente que los hombres tengan una repentina necesidad de actividad, justo cuando la madre no debería tener nada más que hacer que mirar a su bebé a los ojos y sentir el contacto de la piel del bebé en un lugar cálido. En este período, cualquier distracción tiende a inhibir la liberación de oxitocina e interferir por tanto en la expulsión de la placenta.

Segunda pregunta:
¿Influye la participación del padre en el parto en la vida sexual posterior de la pareja?

Con esta pregunta nos adentramos en el complejo tema de la atracción sexual. La atracción sexual es un misterio. El misterio juega su papel en la inducción y el cultivo de la atracción sexual. Hubo una vez en que existieron las diosas-madre, en un tiempo en el que el nacimiento era un enigma en el mundo de los hombres. En el pasado tuve ocasión de hablar sobre el nacimiento de sus hijos con mujeres que habían nacido a finales del siglo XX. No podían imaginarse siendo observadas por sus maridos mientras daban a luz. ¿Qué ocurriría después con nuestra vida sexual? Esta pregunta era su reacción más frecuente.

Hoy en día me sorprende el gran número de parejas que se separan algunos años después de un parto maravilloso según los criterios modernos. Siguen siendo buenos amigos, pero nunca más serán compañeros sexuales. Es como si el nacimiento del niño hubiera reforzado su camaradería, al tiempo que la atracción sexual se iba desvaneciendo.

Tercera pregunta: ¿Son todos los hombres capaces de aguantar las fuertes reacciones emocionales que pueden tener mientras participan en el parto?

No estoy pensando precisamente en una mujer que da a luz mientras ve la televisión con un gotero y una epidural, sino en una mujer que se entrega a sus propias hormonas. Nunca me habría planteado una pregunta como ésta si mi única experiencia hubiera sido la de los partos hospitalarios.

En los días siguientes a un parto hospitalario nadie se preocupa por el bienestar del padre. Cuando he visitado a una familia dos o tres días después de un parto en casa, casi siempre me he encontrado a una madre feliz y activa cuidando de su bebé. Me llevé sorpresas al preguntar por el padre, ya que en la mayoría de los casos supe que estaba en la cama con dolor de estómago o dolor de espalda o gripe o dolor de muelas o simplemente porque estaba «extenuado», como me dijo una madre. Cuando relato mis experiencias de partos en casa siento la tentación de contar que la depresión posparto masculina es más común que la depresión posparto femenina, aunque no se reconozca como tal.

El concepto de depresión posparto masculina es un recordatorio de que muchas culturas tienen rituales cuyos efectos son canalizar las reacciones emocionales del padre. Todos estos rituales se enmarcan en la «couvada» –término utilizado por los antropólogos cuyo significado original en francés es «incubar»–. Estos rituales, sean cuales fueran sus particularidades locales, coinciden en mantener al padre ocupado mientras la mujer da a luz. El último ejemplo de «couvada» era que el hombre pasase largas horas hirviendo agua. No puedo dejar de pensar en el caso de un hombre joven y moderno que se pasó mucho rato montando una piscina de partos portátil alquilada: al final el niño nació antes de que la piscina estuviese montada. ¿Un *revaival* de la «couvada»?

Mi único objetivo es justificar una serie de preguntas que sugieren que las cosas son mucho más complejas de lo que normalmente creemos. Sería prematuro ofrecer respuestas tajantes. Las preguntas deben preceder a las doctrinas.

Capítulo 6

La primera hora siguiente al nacimiento

La hora siguiente al nacimiento es, sin duda, una de las fases más críticas en la vida de los seres humanos. No es por casualidad que todos los grupos humanos hayan molestado de forma rutinaria los procesos fisiológicos durante este corto período de tiempo a través de rituales y creencias. Nuestros entornos culturales están determinados en gran medida desde el principio por la interacción madre-recién nacido. La primera hora siguiente al nacimiento puede ser vista desde multitud de perspectivas complementarias. Mi objetivo es catalogar doce perspectivas para demostrar la dimensión real de este tema tan complejo.

Perspectiva 1:
Necesidad repentina de respirar

No necesitamos desarrollar esta perspectiva extensamente documentada. Se sabe muy bien que durante la primera hora después del nacimiento, el bebé ha de utilizar sus pulmones de forma repentina. Esto implica, en particular, que el corazón debe bombear urgentemente la sangre para la circulación pulmonar. La condición es que las circulaciones pulmonar y sistémica se separen a través del cierre de las conexiones que hay entre ellas –ductus arteriosus y foramen oval–.

Perspectiva 2:
Efectos conductuales de las hormonas

La información disponible es tan reciente que necesitamos desarrollar este aspecto. Hoy en día estamos en disposición de explicar que todas las hormonas liberadas por la madre y el feto durante la primera y la segunda fase del parto aún no se eliminan en la hora siguiente al parto. Todas ellas juegan un papel específico en la interacción madre-recién nacido. Hasta hace poco, ni siquiera se sospechaban los efectos conductuales de estas hormonas.

La hormona clave implicada en la fisiología del parto es, sin duda, la oxitocina. Sus efectos mecánicos son conocidos desde hace mucho tiempo (efectos en las contracciones uterinas para el nacimiento del bebé y la expulsión de la placenta, en las contracciones de las células mio epiteliales del pecho para el reflejo de expulsión de la leche).

La hora siguiente al nacimiento es, sin duda,
una de las fases más críticas en la vida de los seres humanos.

Prange y Pedersen demostraron los efectos conductuales de la oxitocina por primera vez en 1979 a través de experimentos con ratones: una inyección de oxitocina directamente en el cerebro de las hembras vírgenes inducía una conducta maternal. Este experimento sentó la base para una nueva generación de estudios. Los resultados de cientos de ellos se pueden resumir en una o dos frases: la oxitocina es la hormona típica del altruismo y está presente en cualquiera de las facetas del amor que se quieran contemplar.[1]

Esta información resulta ser muy importante cuando uno sabe que, según los estudios suecos, es justo después del nacimiento del bebé y antes de la expulsión de la placenta cuando las mujeres tiene la capacidad de llegar a los niveles máximos de oxitocina. Igual que en cualquier otra circunstancia –relaciones sexuales o lactancia– la liberación de la oxitocina es altamente dependiente de factores ambientales. Es más fácil si el sitio es muy caluroso (para que el nivel de hormonas de la familia de las adrenalinas quede lo más bajo posible); también resulta más fácil si la madre no tiene otra cosa que hacer que mirar a los ojos del bebé y sentir el contacto con su piel sin ninguna distracción.

Nos queda un nuevo campo de investigación: el modo de la liberación de la oxitocina. Para hacer efecto, esta liberación tiene que ser pulsátil: cuanto más alta es la frecuencia, más eficiente es la hormona. La oxitocina no se libera jamás de manera aislada; siempre forma parte de un equilibrio hormonal complejo. Éste es el motivo por el que el amor tiene tantas facetas. En el caso particular de la hora siguiente al parto, en condiciones fisiológicas, el nivel máximo de oxitocina está asociado con un nivel alto de prolactina, la cual también se conoce bajo el nombre de la hormona de la maternidad. Ésta es la situación más típica de expresar amor a los bebés. La oxitocina y la prolactina se complementan una a la otra. Además, los estrógenos activan los receptores de oxitocina y prolactina. Siempre tenemos que pensar en términos de equilibrio hormonal.

En el mismo año 1979 también se demostró la liberación maternal durante las contracciones y el parto de hormonas parecidas a la morfina. La liberación de estas endorfinas está ahora muy bien documentada. En los primeros años de los ochenta, nos enteramos de que el bebé

---

1. Perdersen, C.A. et al.: Oxytocin in maternal, sexual and social behaviors. Ed. Annals of the New York Academy of Sciences, 1992; vol. 652.

también libera sus propias endorfinas durante el proceso del nacimiento, y hoy no hay duda de que durante un cierto tiempo después del parto ambos, madre y bebé por igual, están impregnados de opiáceos. La propiedad de los opiáceos de inducir estados de dependencia es de sobra conocida, así que resulta fácil prever cómo es el desarrollo del principio de una «dependencia» o vinculación.

Incluso hormonas de la familia de las adrenalinas –a menudo consideradas como las hormonas de la agresividad– desempeñan un papel obvio en la interacción madre y bebé inmediatamente después del parto. Durante las últimas contracciones antes de nacer el bebé, estas hormonas alcanzan su nivel más alto en la madre. Éste es el motivo por el cual, en condiciones fisiológicas, en cuanto empieza el reflejo de expulsión fetal, las mujeres tienden a estar erguidas, llenas de energía, con una necesidad repentina de agarrar algo o a alguien. A menudo necesitan beber un vaso de agua, exactamente como un orador lo necesita delante de una gran audiencia.

Uno de los efectos de esta liberación de adrenalina es que la madre está alerta cuando el bebé ha nacido. Hay que pensar en los mamíferos en su hábitat natural y se puede entender claramente cuán ventajoso es para la madre tener suficiente energía, y agresividad, para proteger a su bebé recién nacido si hace falta. La agresividad es un aspecto del amor maternal. También se sabe muy bien que el bebé cuenta con sus propios mecanismos para sobrevivir durante las fuertes contracciones finales del expulsivo y libera sus propias hormonas de la familia de la adrenalina. Un torrente de noradrenalina permite al feto adaptarse a la falta fisiológica de oxígeno específica de esta fase del expulsivo. El efecto visible de esta liberación hormonal es que el bebé está alerta al nacer, con los ojos bien abiertos y las pupilas dilatadas. Las madres humanas se sienten fascinadas y encantadas con la mirada de sus recién nacidos. Es como si el bebé estuviera dando una señal, y ciertamente parece que este contacto visual humano es un aspecto importante en el comienzo de la relación madre-bebé entre los humanos.

El papel altamente complejo que juegan las hormonas de la familia de la adrenalina-noradrenalina en la interacción madre-bebé no se ha estudiado mucho. Unos pocos experimentos con animales abren el camino para investigaciones más profundas. Los ratones que no tienen el gen responsable de la producción de noradrenalina dejan a sus crías desatendidas, sucias y sin alimentar a no ser que se les inyecte un fármaco productor de noradrenalina cuando dan a luz.

En los distintos episodios de nuestra vida sexual –sexualidad genital, parto y amamantamiento– se liberan las mismas hormonas: oxitocina y endorfinas, y se reproducen guiones similares.

Desde la perspectiva hormonal, parece claramente que la sexualidad vuelve a su punto de partida. En los distintos episodios de nuestra vida sexual se liberan las mismas hormonas y se reproducen guiones similares. Por ejemplo, durante el acto sexual, los dos compañeros, macho y hembra, liberan oxitocina y endorfinas. Es el comienzo de un vínculo afectivo que sigue el mismo patrón que el apego madre-bebé durante la hora después del parto.

Nuestros conocimientos actuales sobre los efectos conductuales de las distintas hormonas implicadas en el proceso del parto nos ayudan a interpretar el concepto de un período sensible introducido por los etólogos. Está claro que todas las hormonas liberadas por la madre y el bebé durante las contracciones y el parto no se eliminan inmediatamente. También es evidente que todas ellas juegan un papel específico en la ulterior interacción madre-bebé.

Perspectiva 3: Perspectiva etológica

Los etólogos son los que observan el comportamiento de los animales y los seres humanos. A menudo estudian un comportamiento en concreto dentro de un número de especies no relacionadas. Fueron los primeros científicos en afirmar que, desde el punto de vista del vínculo entre madre y recién nacido en los pájaros y los mamíferos, hay un período corto pero crucial inmediatamente después del parto que no se va a repetir jamás. Harlow estudió concretamente el proceso de vinculación entre los primates.

La importancia del enfoque etológico está surgiendo paulatinamente después del reciente descubrimiento de los efectos conductuales de las hormonas implicadas en el proceso del parto. Un estudio etológico sobre la primera hora después del parto entre los humanos es difícil porque los procesos fisiológicos se interrumpen de manera sistemática. No obstante, sería posible en circunstancias inusuales. Imaginad a una mujer que da a luz en su propio baño mientras su marido está de compras. Está en un sitio muy cálido y bastante oscuro. No se siente observada por nadie. No obstante, a través de una rendija de la puerta, de vez en cuando, se pueden vislumbrar imágenes de la escena. Combinando lo que hemos aprendido de diferentes historias como ésta, podremos describir un comportamiento estereotipado. Primero, la madre mira a su recién nacido, que se halla entre sus piernas. Después de un rato, se atreve a tocarlo con las puntas de los dedos. Luego, cada vez se atreve un poco más y quiere coger a su bebé en brazos. En ese momento, la mayoría de las mujeres están fascinadas por los ojos del bebé.

Perspectiva 4: Primera hora y comienzo de la lactancia

Hasta hace muy poco, no se consideraba la importancia de la primera hora posterior al nacimiento como el momento en el que se supone que comienza la lactancia. Imaginad a un bebé nacido en casa hace un siglo. El cordón se cortaba en seguida; luego, al bebé se le lavaba, se le vestía y se le enseñaba a la madre antes de ponerlo en una cuna.

Contaré una anécdota que nos ayude a darnos cuenta de lo reciente de esta perspectiva. En 1977, en Roma, en el Congreso sobre Psicosomática, Ginecología y Obstetricia, presenté un documento sobre la expresión temprana del reflejo de succión. Simplemente estaba describiendo las condiciones ideales que permiten al bebé encontrar el pecho durante la primera hora después del parto. Ninguno de los obstetras y pediatras presentes en aquella sesión podían creer que un bebé humano fuera capaz de encontrar el pecho, por sí mismo, durante la hora posterior al nacimiento.

Hoy día, la mayoría de las comadronas saben que el bebé humano está programado de forma natural para encontrar el pecho por sí mismo en su primera hora de vida. Es más, uno puede entender que, en condiciones fisiológicas, cuando el bebé recién nacido está listo para encontrar el pezón, la madre sigue en un equilibrio hormonal especial. Ella está todavía en otro planeta, es muy instintiva. Sabe cómo coger a su bebé. En los humanos, la lactancia es básicamente instintiva durante la primera hora posterior al nacimiento. Después hay tiempo para la educación, la imitación e incluso la técnica.

Perspectiva 5:
Primera hora y adaptación metabólica

Mientras el bebé está en el útero, los nutrientes y, en particular, el combustible vital, la glucosa, son suministrados a través del cordón umbilical de forma continua. Inmediatamente después del parto, el bebé se debe adaptar a un suministro discontinuo de alimentos. La extraordinaria capacidad del neonato para responder a los valores bastante bajos de la glucosa ha sido estudiada en profundidad por M. Cornblath en EE. UU. y por Jane Hawdon, Laura Derooy y Suzanne Colson en el Reino Unido («Del útero al mundo», Suzanne Colson, *Midwifery Today*, n.º 61, pág. 12).

Perspectiva 6:
Punto de vista bacteriológico

Al nacer, un bebé está libre de gérmenes. Una hora más tarde, millones de ellos cubren las membranas mucosas del recién nacido. Nacer significa entrar en un mundo de microbios. La cuestión es: ¿qué gérmenes van a ser los primeros en colonizar el cuerpo del bebé? Los bacteriólogos saben que los ganadores de la carrera van a ser los gobernantes del territorio. El entorno de gérmenes de la madre ya es familiar y amistoso desde la perspectiva del neonato porque madre y bebé comparten los mismos anticuerpos (IgG). En otras palabras, desde un punto de vista bacteriológico, el recién nacido humano necesita urgentemente estar en contacto sólo con una persona: su madre. Si añadimos que la ingestión temprana del calostro va a ayudar a establecer una flora intestinal ideal, no hay duda de que, bacteriológicamente, la hora posterior al parto es un período crítico con consecuencias para toda la vida. Nuestra flora intestinal se puede presentar como un aspecto de nuestra personalidad que no va a ser fácilmente modificable más tarde en la vida.

Perspectiva 7:
Comienza el proceso de termorregulación

Mientras que en el útero el bebé nunca experimentó diferencias de temperatura –exceptuando posibles episodios de fiebre materna–, una vez más, los primeros minutos posteriores al parto aparecen como una interrupción de la continuidad. Como los mecanismos de termorregulación no están aún maduros al nacer, hay razones para estar preocupados por los casos de hipertermia materna durante el trabajo de parto inducido por anestesia epidural o baño demasiado caliente, los cuales podrían suponer un peligro para la termorregulación del bebé al existir grandes diferencias de temperatura entre los entornos intra y extrauterinos.

Perspectiva 8:
Adaptación a la gravedad

Durante la primera hora se establece una nueva relación con la gravedad. De repente, el nervio vestibular que sirve al equilibrio lleva al cerebro un torrente sin precedentes de impulsos de los canales semicirculares, utrículas y sáculos.

Perspectiva 9:
Enfoque etnológico

La etnología se ha consolidado como ciencia a través de publicaciones de bases de datos. Hoy en día, todo el material sobre embarazo, nacimiento y los primeros días posteriores al parto se encuentra fácilmente disponible.

La mayoría de las culturas alteran el primer contacto entre la madre y el bebé durante la primera hora siguiente al parto. El modo más universal e intrigante de hacerlo es simplemente fomentando la creencia de que el calostro está contaminado o es dañino para el bebé; incluso se piensa que se trata de una sustancia que hay que sacar y desechar. Esta idea supone el hecho de que, inmediatamente después de nacer, el bebé no debe estar en los brazos de su madre, lo que implica rutinas tales como cortar el cordón umbilical en seguida. El primer contacto entre madre y bebé puede ser perturbado a través de otras muchas rutinas, como baño, masaje, envolver en pañales apretados, atar los pies, «ahumar» al niño, agujerear las orejas de las niñas, abrir las puertas en los países fríos, etc.

*Debido a que la madre y el bebé comparten
los mismos anticuerpos, desde un punto de vista bacteriológico,
el recién nacido humano necesita urgentemente estar en contacto
sólo con una persona: su madre.*

Necesitaríamos libros enteros para presentar un estudio exhaustivo de las características de un gran número de culturas en relación a cómo desafían el instinto maternal protector durante el sensible período posterior al parto. Sin embargo, después de echar un vistazo rápido a las informaciones que tenemos a nuestra disposición, podemos sacar una conclusión sencilla: cuanto mayor sea la necesidad social de agresión y la capacidad para destruir la vida, más intrusivos son los rituales y las creencias sobre el período siguiente al parto.

Si perturbar el primer contacto entre madre y bebé y promulgar excusas tales como la creencia de que el calostro es malo son prácticas tan universales, esto significa que dichas rutinas han supuesto alguna ventaja evolutiva.

Después de tener en cuenta y combinar todas las perspectivas que indican la importancia de la hora posterior al parto, y tras hacer referencia a los rituales y creencias perinatales, estamos en posición de afirmar que los entornos culturales se forman en gran medida durante la primera hora siguiente al nacimiento. Ahora podemos contemplar la primera hora después del parto en el contexto de nuestras sociedades modernas.

Perspectiva 10:
Enfoque obstétrico

Todas estas consideraciones eran necesarias antes de analizar la hora posterior al parto en el contexto de nuestras sociedades modernas, en las que el control cultural de los nacimientos está en manos del control médico.

Analizando la literatura médica, parece que en los círculos obstétricos la pregunta es: «¿Cómo controlas la llamada tercera etapa?». Las revistas médicas publican periódicamente estudios aleatorios y controlados comparando los distintos modos de «controlar» la tercera fase; el único objetivo es evaluar los riesgos de la hemorragia posparto. Estos estudios están realizados en el contexto de grandes unidades obstétricas. Todos los protocolos de investigación utilizan una definición negativa del «control expectante» (por ejemplo, la no utilización de sustancias uterotónicas y no pinzar el cordón umbilical). Los factores que pueden facilitar positivamente la liberación de la oxitocina no están incluidos en los protocolos médicos. Los resultados de tales pruebas han llevado a la práctica de inyectar rutinariamente sustancias oxitócicas a todas las madres justo en el momento del nacimiento, las cuales bloquean la liberación de las hormonas naturales sin presentar consecuencias.

Los efectos de estas rutinas obstétricas se deben considerar en términos de civilización.

Perspectiva 11: Enfoque de las comadronas

Algunas comadronas pueden todavía practicar la auténtica partería, lo que no significa que no sean prisioneras de pautas y protocolos estrictos. Pueden desempeñar su papel de protectoras de los procesos fisiológicos. Inmediatamente después del nacimiento, la preocupación principal de estas comadronas es la liberación por parte de la madre de una gran cantidad de oxitocina, porque es necesaria para la expulsión segura de la placenta y porque es la hormona del amor.

Después del nacimiento, la contraseña para cualquier
profesional que haya atendido el parto debería ser:
¡No «despiertes» a la madre!

Primero se aseguran de que la habitación se encuentre suficientemente caliente. Durante la tercera etapa, las mujeres nunca se quejan de tener demasiado calor. Si están temblando, esto significa que la temperatura no es la adecuada. En el caso de un parto en casa, la única herramienta importante para preparar de antemano es una estufa portátil que se pueda enchufar en cualquier sitio y a cualquier hora y se pueda utilizar para calentar mantas y toallas. Su otro objetivo es asegurarse de que la madre no esté distraída de ninguna forma mientras está mirando los ojos del bebé y sintiendo el contacto con su piel. Hay muchas formas de evitar que la madre se distraiga del bebé en esta fase. La madre se puede despistar porque se sienta observada o controlada, porque alguien esté hablando, porque el que atiende el parto quiera cortar el cordón antes de que se expulse la placenta, porque el teléfono suene, porque se encienda de repente una luz, etc. En esta fase, después de un parto en condiciones fisiológicas, la madre se encuentra aún en un estado particular de consciencia, como en otro planeta. Su neocortex está todavía más o menos descansando. La contraseña debería ser: ¡No «despertéis» a la madre!

Perspectiva 12:
Matiz político

Tiene sentido y es normal el hecho de que el estudio de la tercera etapa del parto, desde perspectivas no médicas, haga a mucha gente —especialmente a los médicos— sentirse incómoda. Cualquier acercamiento que pudiera conducirnos a reconsiderar nuestras actitudes durante este corto período de tiempo está quebrantando las mismas bases de nuestras culturas. La investigación puede resultar políticamente incorrecta. Ésta incluye ciertos aspectos de la investigación sobre salud primal, en especial estudios que exploran las consecuencias a largo plazo de cómo nacemos. Los resultados de tan importantes investigaciones sobre temas típicos –criminalidad juvenil, suicidio adolescente, drogadicción, anorexia nerviosa, autismo, etc.– son evitados por la comunidad médica y los medios de comunicación a pesar de su publicación en reconocidas revistas médicas o científicas.

La investigación políticamente incorrecta conduce a la epidemiología a un callejón sin salida.

Capítulo 7

Lo que aprendí del primer hospital con piscina para partos

El primer hospital que instaló una piscina para partos en agua fue un hospital público francés; esto ocurrió en la década de los setenta. En aquel momento, Francia compartía cierta similitud con California. Después de la revolución estudiantil de mayo del 68, el lema era «está prohibido prohibir». Fue una época de audacia y de creatividad. Con aquel contexto de fondo, un día nos atrevimos a transformar la sala de partos convencional en una habitación acogedora, con ambiente hogareño. Así que llevamos un piano y le dijimos a las mujeres que los martes por la tarde nos veríamos allí para cantar todos juntos.

Nos dimos cuenta de que, durante el trabajo de parto, muchas mujeres se sentían atraídas por el agua: algunas querían darse una ducha; otras, un baño… Ése es el motivo por el que pusimos una piscina inflable de niños. Así comenzó la historia de los partos en agua en los hospitales. En cuanto instalamos la piscina, nos abrimos a nuevas posibilidades.

Cuando una mujer que estaba de parto pedía un analgésico, teníamos algo más que ofrecerle además de un pinchazo de Demerol (el analgésico más conocido en los años setenta). La futura madre podía ir a la sala acuática, contemplar la belleza del agua y escuchar su sonido, mientras se llenaba la piscina. Habíamos pintado la habitación de azul, con delfines en las paredes. En aquel momento, la pregunta no era «¿Cuándo me van a poner un calmante?», sino «¿Cuánto tardará la piscina en llenarse?».

La primera lección fue sobre la importancia del tiempo cuando la mujer de parto anticipa el baño: la dilatación del cuello del útero puede ya haber avanzado antes de la inmersión en el agua… si el ambiente acuático ofrece intimidad.

Es como si de repente los frenos se soltaran. Éramos testigos de uno de los muchos mágicos efectos del agua en el ser humano… Un poder mágico que no se puede explicar fácilmente a través del lenguaje de los fisiólogos.

La primera lección fue sobre la importancia del tiempo cuando la mujer de parto anticipa el baño: la dilatación del cuello del útero puede ya haber avanzado antes de la inmersión en el agua… si el ambiente acuático ofrece intimidad.

Cuando todavía teníamos la piscina portátil –antes de instalar una de obra–, las mujeres no estaban influenciadas por los medios de comunicación ni tampoco por los libros sobre nacimientos. Se comportaban de manera espontánea. Esta fase de la historia del nacimiento era ideal para aprender sobre los auténticos efectos del ambiente acuático. Una de las escenas más típicas (con muchas variaciones posibles) fue el caso de una mujer que se metió en el agua con unos 5 cm de dilatación; estuvo una o dos horas en el agua y luego sintió la necesidad de salirse, en un momento en el que las contracciones habían disminuido en cantidad e intensidad. Salirse del agua es, con frecuencia, una forma de provocar contracciones tan irresistibles y poderosas que hacen que el bebé nazca en unos minutos. Desde que esta práctica del parto en agua se volvió habitual en el hospital, el importe de las facturas de fármacos de la Maternidad bajaron considerablemente. En otras palabras, aprendimos que el agua podía reemplazar a los fármacos; ésta fue la segunda lección.

Aprendimos que el agua podía reemplazar a los fármacos; ésta fue la segunda lección.

Un día, una futura madre que llevaba poco tiempo en el agua, tuvo de repente dos fuertes contracciones que hicieron que el bebé naciera sin darle tiempo a que ella saliera de la piscina. Mientras daba a luz, esta mujer estaba auténticamente «en otro planeta». En este especial estado de consciencia del trabajo de parto, se dio cuenta de que su bebé había nacido de manera segura bajo el agua. No tenía miedo. Es como si un conocimiento profundo y primitivo se expresara una vez que el intelecto descansa. Historias similares volvieron a repetirse. Habíamos aprendido la tercera lección: un parto en agua es una opción válida.

Los bebés humanos recién nacidos cuentan con poderosos reflejos de buceo y se adaptan perfectamente a la inmersión. Desde aquel momento, un montón de periodistas, reporteros y fotógrafos estaban fascinados con los nacimientos en agua. Se mostraban indiferentes con lo que yo, personalmente, consideraba importante en el contexto de los años setenta: el gran número de recién nacidos que podrían encontrar el pecho de su madre en la sala de nacimientos. Acabábamos de descubrir que, si no se interfería en absoluto en el primer contacto entre la madre y el bebé, el bebé humano está programado para encontrar el pezón de la madre en la hora que sigue al nacimiento. Los jóvenes profesionales de la salud deben darse cuenta de que antes de 1980, muy poca gente había oído hablar de «la temprana expresión del reflejo de succión».

Habíamos aprendido la tercera lección: un parto en agua es una opción válida.

Después de un corto período de sorpresa e incluso de frustración, llegué a la conclusión de que los buenos periodistas son expertos en la naturaleza humana, ya que saben cómo atraer la atención de sus lectores o telespectadores. Tienen ese conocimiento intuitivo por el que saben que hay una especial relación entre los seres humanos y el agua.

Aprendí un montón sobre los medios de comunicación...

Capítulo 8

La sexualidad como un todo

En la actualidad, resulta artificial estudiar de manera aislada los episodios que son esenciales para la supervivencia de la especie. Las hormonas están implicadas, y los comportamientos se reproducen. Las relaciones sexuales, el parto y la lactancia pueden ser inhibidos por los mismos centros neocorticales. En otras palabras, para los fisiólogos modernos, la sexualidad es un todo.

La actualidad sobre las hormonas del amor

La oxitocina es una de las principales hormonas implicada en los diferentes aspectos de la sexualidad masculina y femenina. Es segregada por una estructura primitiva del cerebro llamada hipotálamo, guardada en la glándula pituitaria posterior y liberada al torrente sanguíneo en circunstancias particulares de un modo discontinuo.

Nos hemos concentrado en la oxitocina por ser una hormona capaz de inducir el comportamiento maternal durante la hora que sigue al nacimiento. Durante el acto sexual, es liberada por los dos sexos; su rol en la excitación sexual y el orgasmo ha sido puesto en el tapete recientemente. Por supuesto, hubo innumerables experiencias con ratas y otros animales:[1, 2] cuando se inyecta oxitocina en aves domésticas, en pocos minutos empiezan a agitarse alegremente, a atraparse por la cresta, a subirse unas sobre las otras y a copular. La oxitocina se ha utilizado para ayudar a los animales en cautiverio a acoplarse.

Hoy disponemos de estudios sobre los niveles de oxitocina durante el orgasmo en seres humanos. El equipo de Marie Carmichel, de la Universidad de Stanford (California), ha evaluado los niveles de oxitocina durante la masturbación y el orgasmo masculino y femenino utilizando catéteres intravenosos fijos que permitían tomas de sangre continuas.[3] Los niveles durante la autoestimulación antes del orgasmo eran más elevados en las mujeres que en los hombres. De hecho, eran más altos durante la segunda fase del ciclo menstrual que durante la primera.

La oxitocina, la horomona del amor por excelencia,
se libera durante el acto sexual por parte de los dos sexos,
y cuando el bebé mama, los niveles de oxitocina de la madre
son tan altos como durante el orgasmo.

La oxitocina juega un papel claro en la reproducción. Durante el orgasmo masculino, la liberación de oxitocina participa en la inducción de contracciones de la próstata y las vesículas seminales.[4] Durante el orgasmo femenino, uno de los efectos inmediatos de la liberación de

---

1. Arletti, R.; Bazzani, M.; Castelli, M. y Bertoline, A.: «Oxytocin improves copulatory behavoir in rats». Hormones and Behavoir, 1985; 19: 14-20.
2. McNeilly, A. S. y Ducker, H. A.: «Blood levels of oxytocin in the female goat during coitus and in response to stimuli associated with mating». J. Endocrinol., 1972; 54: 399-406.
3. Carmichael, M. S.; Humbert, R. y al.: «Plasma oxytocin increases in the human sexual response». J. Clin. Endocrinol. and Metab., 1987; 64; 1: 27-31.
4. Sharaf, H.; Foda, H. D.; Said, S. I. y Bodansky, M.: «Oxytocin and related peptides elicit contractions of prostate ans seminal vesicle». Oxytocin in maternal, sexual and social behavoir (Pedersen, C. A. y al.). Annuals of the NY Acad. Sci., 1992; 652: 474-77.

oxitocina es provocar contracciones uterinas que facilitan el transporte de los espermatozoides al óvulo. Esto fue demostrado en 1961 por dos cirujanos americanos durante una intervención ginecológica.[5] Antes de practicar la incisión abdominal, introdujeron en la vagina, cerca del cuello del útero, partículas de carbón, y, al mismo tiempo, inyectaron oxitocina. Luego encontraron partículas de carbón en las trompas de Falopio.

Estos estudios implican una visión nueva del orgasmo femenino. Antropólogos como Margaret Mead[6] y Donald Symons mencionaron que numerosas sociedades ignoraron totalmente el orgasmo femenino. Propusieron una explicación simple: el orgasmo femenino no tiene funciones reproductivas. En la misma época, Wilheim Reich experimentó también dificultades para analizar las funciones del orgasmo femenino.[7]

Conocemos las modalidades de liberación de oxitocina en el transcurso de la lactancia. Se ha demostrado que el nivel de oxitocina de la madre que amamanta se eleva cuando el bebé hambriento da una señal,[8] un fenómeno comparable a la excitación sexual que frecuentemente precede a la estimulación de la piel. Cuando el bebé mama, los niveles de oxitocina liberada por parte de la madre son tan altos como durante el orgasmo: otro paralelo entre estos dos acontecimientos en la vida sexual.[9]

Las ecografías han demostrado que, a partir de las 27 semanas de vida intrauterina, los bebés varones pueden tener una erección mien-

5. Egli, C. E. y Newton, M.: «Transport of carbon particles in the human female reproductive tract». Fertility and Sterility, 1961; 12: 151-55.

6. Mead, M.: «Male and Female». William Morrow, NY, 1948.

7. Reich, W.: «La función del orgasmo». Paidós, 1995.

8. McNeilly, A. S.: «Oxytocin rose before the baby was to the breast». B.M.J., 1983.

9. Leake, R. D.; Water, C. B. y al.: «Oxytocin and prolactin responses in long term breastfeeding». Obstet. Gynecol., 1983; 62: 565.

tras se chupan el dedo,[10] lo que significa que el feto ya es capaz de liberar oxitocina; a través de la liberación de oxitocina, el feto puede contribuir al comienzo del trabajo de parto. Es como si los seres humanos pudieran entrenarse desde temprano a liberar la hormona del amor.

Si agregamos que compartir una comida con compañeros está asociado a un aumento de los niveles de oxitocina, podríamos decir que existe una verdadera hormona del altruismo, una verdadera hormona del amor.[11]

La forma en la que la oxitocina se libera parece ser una prometedora vía de investigación: la hormona es más eficaz cuando se libera de forma rítmica por pulsiones rápidas. Un equipo sueco estudió la liberación de oxitocina durante el amamantamiento dos días después del nacimiento: la liberación de oxitocina es más pulsátil si la madre ha parido espontáneamente por vía natural que si ha sido por cesárea.[12] Además, existe una correlación entre la pulsión de la liberación de oxitocina dos días después del nacimiento y la eventual duración de la lactancia. Éste es un ejemplo significativo de las numerosas y estrechas conexiones entre la fisiología del parto y la fisiología de la lactancia.

La hormona del amor forma parte de un equilibrio hormonal complejo. Cuando hay una repentina liberación de oxitocina, la necesidad de amar puede tomar distintas direcciones según el balance hormonal. Debido a esto, existen distintos tipos de amor. Cuando hay un nivel elevado de prolactina, los efectos de la hormona del amor tienden a dirigirse hacia los bebés; la prolactina es conocida como la hormona

10. Hitchok, D.A.; Stuphen, J. H. y Scholly, T. A.: «Demostration of fetal penile erection in utero». Perinatology - Neonatology, May/June, 1980: 59-60.

11. Newton, N. y Modahl, C.: «Oxytocin-psychoactive hormone of love and breastfeeding». The Free Woman, 1989. Parthenon Publ., 343-350.

12. Nissen, N.; Uvnas-Moberg, K. y al.: «Different pattern of oxytocin, prolactin but not cortisol release during breastfeeding in women delivered by caesarean section or by the vaginal route». Early Human Develoment, 1996; 45: 103-118.

necesaria para la iniciación y el mantenimiento de la lactancia. De hecho, es una hormona antigua en la escala de la evolución: es la hormona tipo de la maternidad, implicada tanto en la construcción de los nidos como en los comportamientos protectores y agresivos de la hembra que amamanta.[13, 14]

La prolactina no es sólo la hormona maternal. Tiene también como efecto reducir el deseo sexual y la fecundidad. En general, las hembras que amamantan no están receptivas a los machos. Su capacidad de amar está casi exclusivamente dirigida hacia sus bebés. En la mayoría de las sociedades tradicionales conocidas, donde el amamantamiento duraba varios años, las relaciones sexuales y el amamantamiento se consideraban incompatibles. Recientemente en la historia de la humanidad, después de que se estableciera la monogamia como norma, las mujeres tuvieron la necesidad de retomar una actividad sexual genital poco tiempo después del parto; paralelamente surgió la tendencia a acortar la duración de la lactancia y a encontrar sustitutos para la leche materna. La duración de la lactancia y las estructuras familiares son dos temas que no se pueden separar.

Un sistema de recompensa

La oxitocina no es la única hormona implicada en los diferentes episodios de la vida sexual. Mientras que la oxitocina es la hormona del altruismo y la prolactina, la hormona maternal, las endorfinas representan nuestro sistema de recompensa. Cada vez que nosotros, los mamíferos, hacemos algo necesario para la supervivencia de la especie, somos re-

---

13. Herbet, J.: «Hormones and behavior». Proc. Royal Society, London Series B. Biol. Sci., 1977; 199: 425-43.

14. Uvnas-Moberg, K.: «Hormone release in relation to phisiological and psychological changes in pregnant and breastfeeding women». The Free Woman. Parthenon Publ. 316-25.

compensados por la secreción de estas sustancias similares a la morfina,[15] hormonas del placer y para eliminar el dolor; todos los mamíferos se protegen durante el parto elevando sus niveles de endorfinas. Es el principio de una cadena de reacciones: las betaendorfinas liberan prolactina,[16, 17] por lo tanto, el parto y la lactancia no pueden disociarse. Además, la prolactina es una de las hormonas que, justo antes del nacimiento, le da el último toque de maduración a los pulmones del bebé.

Recordemos que durante el parto, el feto segrega sus propias endorfinas, de modo que, en el momento del primer contacto después del nacimiento, madre y bebé están aún bajo los efectos de los opiáceos. Éste es el principio de una dependencia, un vínculo muy fuerte.

La cópula es también necesaria para la supervivencia de las especies. La secreción de endorfinas durante el coito de los mamíferos ha sido muy bien estudiada. Por ejemplo, los niveles de betaendorfinas en los hámsteres machos después de su quinta eyaculación son 86 veces más elevados que en los animales controlados. Digamos, para simplificar, que el placer como recompensa alienta a los mamíferos a copular.

Puesto que la leche humana contiene endorfinas, algunos bebés dan la impresión de estar en estado de éxtasis después de mamar. También durante las relaciones sexuales los adultos liberan altos niveles de endorfinas.

15. Murphy, M. D.; Bowie, D. y Pert, D.: «Copulation elevates beta-endorphins in the hamster». Soc. Neurosci. Abstr., 1979; 5: 470.
16. Franceschini, R.; Venturini, P. I. y al.: «Plasma beta-endorphins in man». Life Sci. 1980; 27: 711-13.
17. Schulz, S. C.; Wagner, R. y al.: «Prolactine response to beta-endorphins concentrations during suckling in lactation women». Life Sci. 1980; 27: 1735-41.

El tipo de parto va a marcar considerablemente el inicio y mantenimiento de la lactancia materna

En los humanos, durante las relaciones sexuales, ambos miembros de la pareja liberan niveles elevados de endorfinas. Las personas que padecen migrañas saben que las relaciones sexuales son el remedio natural para sus dolores de cabeza. Es fácil comprender que cuando los dos compañeros están en estrecho contacto piel con piel y, al mismo tiempo, impregnados de opiáceos, se crea un tipo de vínculo semejante al apego mamá-bebé. No se pueden estudiar las relaciones sexuales sin estudiar también el nacimiento.

La lactancia es necesaria para la supervivencia de los mamíferos. No es entonces sorprendente que el sistema de recompensa esté implicado en ella. Cuando la madre está amamantando, los niveles de endorfinas llegan a un nivel máximo a los 20 minutos. El bebé también es recompensado, puesto que la leche humana contiene endorfinas. Por eso después de mamar, algunos bebés dan la impresión de estar en estado de éxtasis.

Siempre los mismos frenos

Los diferentes episodios de la vida sexual tienen otro punto en común: todos son inhibidos por hormonas de la familia de la adrenalina. Originalmente, son hormonas de emergencia que nos dan la energía cuando es necesario protegernos repentinamente a través de la lucha o la huida. Son puestas en marcha cuando la supervivencia del individuo se vuelve prioritaria, por encima de la supervivencia de la especie. Debido a esta acción, el parto no puede progresar cuando la madre tiene miedo o no podemos hacer el amor cuando la casa se está quemando; los granjeros saben que una vaca asustada no da leche.

¿Por qué en nuestra sociedad, donde la sexualidad genital está considerablemente reprimida, los partos son más difíciles? Las distintas actividades de la vida sexual están bajo el control de los mismos frenos, que se aplican desde los centros inhibitorios neocorticales. Éste es el origen de las dificultades específicamente humanas: poco impulso sexual, nacimientos difíciles y dificultades en la lactancia. De hecho, los otros mamíferos, incluso los primates, disponen de frenos neocorticales menos potentes que los nuestros. En 1939, un equipo de Chicago publicó los resultados de una operación quirúrgica en monos machos: sacaron los lóbulos temporales del cerebro y constataron, de tres a seis meses después de la operación, que los monos tenían una actividad sexual desbordante, no sólo cuando estaban con otros monos, sino también solos.[18]

Repetición de los mismos escenarios

No sólo son las hormonas las que están implicadas en la vida sexual, sino que también desempeñan un importante papel los patrones de comportamiento, los escenarios. La fase final de todo acontecimiento sexual es un «reflejo de eyección»; las expresiones «reflejo de eyección del esperma», «reflejo de eyección del feto» y «reflejo de eyección de la leche» muestran sus similitudes. Adopté la expresión *foetus ejection reflex* –la cual había sido utilizada inicialmente por Niles Newton, de Chicago, al estudiar los efectos del entorno sobre el parto en ratones– para referirme a las últimas contracciones antes del parto en los humanos, cuando el proceso no ha sido perturbado ni guiado.[19, 20] Se trata de una fase muy corta caracterizada por una serie de contracciones muy poderosas e irresistibles asociadas con la liberación de un flujo de adre-

18. Kluver, H. y Bucy, P. C.: «Preliminary analysis of functions of the temporal lobes in monkeys». Arch. Neurology and Psychiatr. 1939; 42 (6): 979-1000.
19. Odent, M.: «The fetus ejection reflex». Birth, 1987; 14: 104-105.
20. Odent, M.: «The fetus ejection reflex revisited». Birth, 1987; 14: 106-108.

nalina que determina que la madre esté alerta cuando nace el bebé. El reflejo de eyección del feto es casi desconocido en el medio hospitalario y aun en ciertos partos domiciliarios cuando la mujer que da a luz se siente guiada u observada.

Díadas

En el contexto particular de la familia nuclear se da otro punto común entre los diferentes episodios de la vida sexual que merece ser subrayado y aclarado. Este punto común es evidente en lo que concierne a los mamíferos, incluyendo a los humanos de cualquier medio cultural. Me refiero a que todo acontecimiento sexual esencial para la reproducción es una interacción de dos individuos. Parece indiscutible, desde una perspectiva fisiológica, que la cópula es un acontecimiento que implica a dos compañeros; es también aparentemente indiscutible que la lactancia es una interacción entre madre y bebé. Sin embargo, desde el advenimiento de madres trabajadoras, y en una época donde las llamadas «leches maternizadas» están disponibles, algunos han propuesto una visión futurista de la alimentación del bebé que implica a las madres y a los padres. Tales comportamientos y teorías representan adaptaciones a situaciones sin precedente del modelo fisiológico.

Cuando miramos el período cercano al nacimiento con la perspectiva de los fisiólogos, es evidente que sólo dos individuos están implicados. El feto participa en el inicio del trabajo enviando mensajes a través de mediadores químicos capaces de estimular la síntesis de una variedad específica de prostaglandinas. Durante el parto, la madre y el bebé alcanzan al mismo tiempo el equilibrio hormonal específico; todas las hormonas que intervienen en el proceso desempeñan un papel fundamental en la hora posterior al nacimiento antes de ser eliminadas.

¿Por qué en nuestra sociedad, donde la sexualidad genital
está considerablemente reprimida, los partos son más difíciles?

Inmediatamente después del nacimiento, si la interacción entre la madre y el bebé es perturbada por una tercera persona, la madre presentará dificultades para liberar niveles suficientes de oxitocina, y la expulsión de la placenta podrá entonces complicarse. Desde el punto de vista hormonal, el nacimiento y la hora posterior representan una serie de interacciones entre dos individuos. Y desde el punto de vista bacteriológico, se llega a conclusiones similares: en el nacimiento, el bebé está libre de microbios; algunas horas más tarde, millones de gérmenes cubrirán sus mucosas. La cuestión es saber qué gérmenes serán los primeros en colonizar el cuerpo del recién nacido. Los bacteriólogos saben que los vencedores de la carrera serán los gobernadores del territorio. Los gérmenes de la madre son ya familiares para el recién nacido, ya que la madre y el bebé tienen los mismos anticuerpos IgG. Es decir, el recién nacido tiene una necesidad urgente de entrar en contacto con una sola persona: su madre. Si agregamos que la ingestión precoz de calostro ayudará al bebé a establecer una flora intestinal ideal, no cabe duda de que, desde el punto de vista bacteriológico, la hora posterior al nacimiento debería ser considerada como un período de interacción entre dos personas.

Estoy convencido de que muchas hemorragias y dificultades
en la expulsión de la placenta se deben a que la madre fue
distraída en el momento en que no debía haber hecho otra cosa
más que mirar a su bebé y sentir el contacto de su piel.

Conviene insistir sobre este punto: en la actualidad es frecuente ilustrar los libros sobre el nacimiento con imágenes de parejas trayendo a su bebé al mundo. Se habla a veces del lazo papá-bebé como de un fenómeno casi idéntico al lazo mamá-bebé; esto puede ser peligroso a corto plazo.

Estoy convencido de que muchas hemorragias y dificultades en la expulsión de la placenta se deben a que la madre fue distraída en el momento en que no debía haber hecho otra cosa más que mirar a su bebé y sentir el contacto de su piel. A largo plazo, podría resultar peligroso precipitar el vínculo papá-bebé, que es tradicionalmente un proceso lento y progresivo. Parece que en la mayoría de nuestras sociedades tradicionales, así como entre nuestros primos los chimpancés, el comienzo del vínculo entre el adulto macho y el bebé es, en cierta medida, indirecto, y se logra a través del vínculo con la madre.

Implicaciones prácticas

Esta visión global de la vida sexual inspirada por las ciencias biológicas modernas tiene implicaciones prácticas. Permite explicar por qué, en una sociedad dada, cuando un acontecimiento de la vida sexual es sistemáticamente perturbado, es finalmente la sexualidad, en su conjunto, a escala cultural, la que es influenciada. Permite también interpretar datos antropológicos que sugieren que en nuestras sociedades, donde la sexualidad genital está considerablemente reprimida, los partos son más difíciles.

Capítulo 9

El nacimiento
y los orígenes de la violencia

¿Qué elegimos: prevención de la violencia o desarrollo de la capacidad de amar? Cuando acudimos a la biografía de grandes figuras de la humanidad que comúnmente asociamos con el amor, como pueden ser Venus, Buda y Jesús, se nos presenta la manera en que tuvo lugar su nacimiento como una fase muy importante, como un momento crítico en el desarrollo de su historia vital. Por contra, la biografía de personajes famosos, políticos, escritores, artistas, científicos, gente del mundo de los negocios y sacerdotes suele comenzar describiendo detalles de la infancia y educación. ¿Podría indicar esta notable diferencia entre ellos que el nacimiento es un momento crucial en el desarrollo de nuestra capacidad de amar?

Las ciencias biológicas de los años noventa nos enseñan que es la primera hora que sigue al nacimiento la que conforma todo un período crítico en nuestro desarrollo de la capacidad de amar. Durante el proceso del nacimiento, segregamos una serie de hormonas que permanecen en el sistema corporal tanto de la madre como del bebé justo después del nacimiento. Ambos, la madre y el bebé, se encuentran entonces en un equilibrio hormonal cuya duración tiene una naturaleza vital corta y que, además, no volverá a presentarse en el futuro. Si consideramos

las funciones de estas hormonas y el tiempo que tardan en ser eliminadas por parte de nuestro organismo, entenderemos entonces que cada
una de estas diferentes hormonas cumple exclusivamente un papel igualmente diferenciado en la interacción madre-bebé.

*Hasta hace bien poco, se decía que la oxitocina era una hormona
característica del sexo femenino cuyo único papel consistía
en estimular las contracciones uterinas durante el trabajo de parto
y el parto, así como las contracciones del pecho durante la lactancia.
Hoy se sabe que la oxitocina es una hormona tanto femenina
como masculina y que se encuentra presente en diferentes aspectos
de la vida sexual, igual que, por ejemplo, durante una comida
con amigos o con una persona por la que nos sentimos atraídos.*

Son estas mismas hormonas las que funcionan en cualquiera de los
aspectos relacionados con lo que conocemos como amor. Datos recientes que van aportando diferentes ramas de la literatura científica vienen
a presentar, en esta línea, una nueva visión de la sexualidad. Existe una
hormona del amor, al igual que también contamos con un sistema de
recompensa que opera cada vez que, como animales sexuales que somos, hacemos algo que es necesario para la supervivencia de la especie.

La oxitocina se encuentra en medio de cualquier aspecto relacionado con el amor. Primeramente es secretada por una primitiva estructura de nuestro cerebro llamada hipotálamo; posteriormente pasa a la
glándula pituitaria posterior, desde donde, bajo circunstancias específicas, es liberada repentinamente en el torrente sanguíneo. Hasta hace
bien poco, venía sosteniéndose que la oxitocina era un tipo de hormona característica del sexo femenino cuyo único papel consistía en estimular las contracciones uterinas durante el trabajo de parto y el parto,
así como las contracciones del pecho durante la lactancia. Hoy se sabe que la oxitocina es una hormona tanto femenina como masculina y
que se encuentra presente en diferentes aspectos de la vida sexual.

Función de la oxitocina en la excitación sexual

Hace muy poco, tras innumerables experimentos con oxitocina en ratas y otros animales de laboratorio, ha salido a la luz la función de la oxitocina durante la excitación sexual y el orgasmo. Por ejemplo, cuando se inyecta la oxitocina a aves domésticas de corral y palomas, la mayoría, un minuto después de la inyección, empieza a moverse a ritmo de vals, a agarrarse unas a otras por las crestas y a montarse. Hace ya décadas que viene utilizándose la oxitocina con animales en cautividad con fines relacionales. Es ahora cuando contamos con estudios científicos que muestran los niveles de oxitocina durante el orgasmo en los humanos. El equipo de investigación de Mary Carmichael de la Universidad de Stanford en California ha publicado un estudio en el que se tomaron medidas de los niveles de oxitocina entre hombres y mujeres durante la masturbación y el orgasmo. Estas mediciones se realizaron por medio de muestras de sangre recogidas continuamente a través de un catéter fijo en vena.[1] Los niveles obtenidos antes del orgasmo, durante la estimulación, resultaron ser superiores entre las mujeres que entre los hombres. Ciertamente, ya eran superiores durante la segunda fase del ciclo menstrual en comparación con la primera fase. También las mujeres presentaban niveles significativamente superiores que los hombres durante el orgasmo; de la misma forma, las mujeres multiorgásmicas obtenían un pico más elevado durante el segundo orgasmo. En el orgasmo masculino, la oxitocina ayuda a inducir las contracciones de la próstata y las bolsas seminales. El efecto inmediato que conlleva la liberación de oxitocina durante el orgasmo femenino es el de inducir el tipo de contracciones uterinas que ayudan a transportar el esperma hacia el óvulo. Existen datos de estos hechos datados ya en 1961 aportados por dos médicos americanos y obtenidos duran-

---

1. Carmichael, M.S., Humber, R., et al., (1987): Plasma oxytocin increases in the human sexual response. J. Clin. Endocrinol. Metab. 64: 27.

te una operación ginecológica. Ocurrió cuando, antes de realizar la incisión abdominal, fueron introducidas partículas de carbono en la vagina de la mujer, cerca del cérvix, a la vez que le era administrada una inyección de oxitocina. Luego, encontraron partículas de carbono en las trompas de Falopio.[2]

Margaret Mead, tal y como han hecho muchos antropólogos, se percató de que, en muchas sociedades, el papel del orgasmo femenino había sido totalmente ignorado, considerando que no cumplía función biológica alguna.[3] En el mismo estadio de desarrollo de las ciencias biológicas, Wilhelm Reich fue incapaz de relatar cuál era exactamente el papel del orgasmo femenino.[4] Hoy, con los datos de los que disponemos, podemos mostrar una visión completamente nueva del orgasmo femenino.

La hormona del amor altruista

Sabemos que cierto nivel de oxitocina es necesario durante el proceso del nacimiento, y los obstetras han sido conscientes de ello desde hace bastante tiempo. Sin embargo, no es hasta la actualidad no nos hemos interesado por la cantidad de oxitocina que se libera justo después de que el bebé haya nacido. La importancia de este pico es especialmente relevante cuando lo ligamos a nuestro reciente conocimiento de que la oxitocina puede inducir a la conducta maternal. Cuando la inyectamos en el cerebro de una rata virgen o una rata macho, se vuelve maternal y comienza a cuidar a los cachorros. En el caso opuesto, si inyectamos un antagonista de la oxitocina directamente en el cerebro de las madres

---

2. Egli, G.E., Newton, M. (1961): Transport of carbon particles in human female reproductive tract. Fertility and Sterility, 12: 151-155.

3. Mead, M. (1948): Male and Female. New York, William Morrow and Co.

4. Reich, W. (1968): The Function of Orgasm. London: Panther Books.

ratas justo después del parto, no prodigan una gran atención a sus crías. Puede decirse que uno de los mayores picos de secreción de la hormona del amor que acontece en la vida de una mujer se da justamente tras el nacimiento, siempre y cuando éste transcurra sin que medien hormonas de sustitución administradas a la madre durante el parto. Parece que el feto también libera oxitocina, lo cual contribuye al comienzo del trabajo de parto a la vez que puede configurar la propia capacidad del bebé para liberar la hormona del amor.

En este mismo sentido, estamos en estos momentos conociendo más acerca del papel de la oxitocina en la lactancia. Se ha comprobado el hecho de que cuando una madre oye una señal de su bebé con hambre, se produce un aumento en los niveles de oxitocina, por lo que podemos establecer un paralelismo entre la excitación sexual que comienza antes de que exista cualquier tipo de contacto físico. Tenemos entonces niveles igualmente elevados de oxitocina liberados por una madre en el momento en el que el bebé mama que durante un orgasmo, lo que constituye otro paralelismo entre estas dos situaciones en la vida sexual. Aún más, la oxitocina se encuentra presente en la leche humana. Dicho de otro modo, el bebé que es amamantado absorbe cierta cantidad de la hormona del amor a través del tracto digestivo. Y cuando nos encontramos compartiendo una comida con más personas, también incrementamos nuestros niveles de oxitocina. La única conclusión posible es que la oxitocina es una hormona altruista, una hormona del amor.

Así, cualquier episodio de la vida sexual se caracteriza por la liberación de una hormona altruista, y esto también se refiere a la liberación de sustancias similares a la morfina.

Este tipo de endomorfinas actúan como hormonas del placer y como analgésicos naturales. Durante el acto sexual, se liberan niveles altos de endomorfinas, por lo que para la personas que padecen de migraña, las relaciones sexuales se convierten en un remedio natural contra ese dolor de cabeza. Existe al respecto mucha documentación acerca del uso por parte del organismo de estas sustancias en diferentes tipos de animales.

Pongamos como ejemplo el caso de los hámsteres y las betaendorfinas, cuyos niveles en sangre aumentaron en 86 veces en ejemplares machos después de la quinta eyaculación en comparación con los animales del grupo de control. En esta misma línea, se han realizado estudios en humanos que profundizan en el papel de la liberación en sangre de endorfinas durante el trabajo de parto y el parto. Como consecuencia de estos nuevos estudios, ha salido a la luz el tema del dolor y si éste es psicológico o resultado de condicionamientos culturales, asunto que ha formado parte del debate con argumentos que podemos situar en hace 40 años. Hoy por hoy, damos por aceptado el concepto de dolor psicológico, aunque también existe un sistema de compensación cuya finalidad es regular el uso de sustancias opiáceas naturales por parte del organismo humano. Ése es sólo el comienzo de una larga serie de reacciones.

Por ejemplo, las betaendorfinas liberan prolactina, una hormona que le da el toque final a la maduración de los pulmones del bebé y que es también necesaria para la secreción de la leche materna. También la oxitocina ayuda en este caso a la subida de la leche.

Podemos dirigir la necesidad de amar en direcciones diferentes. En el caso de una madre con niveles altos de prolactina, tiende a concentrar su capacidad de amar hacia su bebé. Cuando los niveles de prolactina son bajos, como ocurre en las madres que no dan el pecho, el amor es dirigido entonces hacia una pareja sexual, y es que la hormona necesaria para la secreción de la leche materna, la prolactina, disminuye el deseo sexual.

Este aparentemente simple hecho de liberación de endorfinas durante el proceso del nacimiento nos dice que en los noventa no podemos ya separar el estudio del dolor del estudio del placer, dado que el sistema que nos protege del dolor es el mismo que nos produce el placer. Durante el parto y nacimiento, el bebé libera sus propias endorfinas, de lo que se deduce que, en la hora siguiente al nacimiento, tenemos a una madre y a un bebé impregnados de opiáceos. Es entonces cuando se establece esa relación de apego o vínculo, ya que los opiáceos crean un estado de dependencia. De igual manera, cuando los individuos de una pareja sexual se encuentran uno junto al otro e impregnados de opiáceos, se crea otro tipo de dependencia muy similar a la relación de apego entre una madre y su bebé.

Teniendo en cuenta que la lactancia es necesaria para la supervivencia de los mamíferos, no sorprende advertir que existe un sistema interno de recompensa que anima a la madre a dar el pecho. Cuando una madre amamanta, en veinte minutos alcanza el nivel máximo de endorfinas; así, al bebé le ha recompensado la crianza desde que la leche humana contiene endorfinas. Éste es el motivo por el que algunos bebés se muestran como «elevados» después de mamar.

Nuestros conocimientos acerca de las endorfinas es aún muy reciente. Hace sólo 20 años, Pert y Snyder publicaron un artículo histórico en la revista *Science* donde revelaban la existencia de células sensibles a la recepción de opiáceos en el tejido nervioso de los mamíferos. Entonces, si el sistema nervioso humano contiene células sensibles a los opiáceos, podríamos pensar que el cuerpo humano es capaz de producir alguna sustancia o sustancias muy similares a las que segrega el opio.[5] En cuanto se entiendan por completo estos datos científicos publicados, dispondremos de una nueva base de la que partir a la hora de afrontar temas como la relación entre el placer y el dolor, el comportamiento masoquista y sádico, la filosofía del sufrimiento, el éxtasis religioso y los sustitutos de la satisfacción sexual, por citar sólo unos pocos temas a modo de ejemplo.

---

5. Pert, C.B. and Snyder, S.H. (1973): Opiate receptor: A demonstration in nervous tissue. Science 179: 1011-1014.

Tanto la oxitocina, hormona del amor, como las endorfinas, hormona del placer, forman parte de un complejo equilibrio hormonal. Pongamos como ejemplo un caso de liberación de oxitocina de modo repentino. De acuerdo a un equilibrio hormonal, podemos dirigir la necesidad de amar en direcciones diferentes. En el caso de una madre con niveles altos de prolactina, ésta, en su trato con el bebé, tiende a concentrar su capacidad de amar hacia su bebé. Cuando los niveles de prolactina son bajos, como ocurre normalmente en los casos de madres que no dan el pecho, el amor es dirigido entonces hacia una pareja sexual, y es que la hormona necesaria para la secreción de la leche materna, la prolactina, disminuye el deseo sexual. Cuando un hombre tiene un tumor por el que segrega prolactina, el primer síntoma es la impotencia sexual. Los fármacos «antiprolactina» pueden ser inductores de sueños eróticos.

Es bien conocido el hecho de que, entre muchas especies de mamíferos, la madre que amamanta no es receptiva al macho. Es más, en muchas sociedades tribales, hacer el amor y amamantar son actos incompatibles. Podemos decir que desde el advenimiento del modelo grecorromano de monogamia estricta, viene dándose una cierta tendencia a reducir dar el pecho por medio de esclavas, nodrizas, leches animales o preparados lácteos.

Adrenalina y contacto visual

Existen hormonas que inhiben ciertos episodios de la vida sexual, hormonas de la familia de la adrenalina que son liberadas cuando los mamíferos tienen miedo o sienten frío. Este tipo de hormonas, denominadas «de emergencia», son las que nos proveen de la energía necesaria para protegernos en caso de lucha o huida. En el caso de una hembra mamífero amenazada por un depredador potencial cuando ésta se encuentra pariendo, este tipo de adrenalina permite a la madre posponer el proceso del nacimiento, parándolo y retrasando ese momento con el fin de impulsar a la madre a luchar o huir del peligro. Es bien sabido por los ganaderos que es imposible ordeñar a una vaca asustada.

Ahora bien, los efectos de la adrenalina durante el proceso del nacimiento prueban ser más complejos en este caso. Ambos, la madre y el bebé, experimentan picos de adrenalina durante las ultimísimas contracciones que preceden al nacimiento. Con ello se permite y facilita a la madre estar alerta cuando nace el bebé; además, para los mamíferos supone una ventaja añadida, ya que liberan energía suficiente para proteger al recién nacido. Otro de los efectos derivados de tal cantidad de adrenalina disponible en el organismo del feto[6] es que, igualmente, éste entra en el nacimiento en estado de alerta, con los ojos bien abiertos y las pupilas dilatadas, de ahí la fascinación de las madres por la mirada de sus criaturas recién nacidas. Aparentemente, este contacto visual representa para los humanos una piedra de toque fundamental en el comienzo de la relación madre-bebé. Hemos de destacar en este punto que las hormonas de la familia de la adrenalina, tan generalmente relacionadas con la agresividad, cumplen un rol muy específico en la interacción madre-bebé durante la hora siguiente al nacimiento.

El cerebro primitivo

En los seres humanos, el principal órgano en funcionamiento durante cualquier actividad sexual es el cerebro. Las ciencias biológicas modernas ven el cerebro como una glándula primitiva que secreta hormonas, pero sólo las primitivas estructuras del cerebro y las que rodean al hipotálamo (aquellas que compartimos hasta con los mamíferos más primitivos) están activas durante la relación, el nacimiento y la lactancia. Los

6. Odent, M. (1987): The foetus ejection reflex. Birth 14:104-105. See also Odent, M. (1991). Fear of death during labour. J.of Reproductive and Infant Psychology, 9:43-47.

humanos tenemos un neocórtex, estructura cerebral que alberga el intelecto sobre y alrededor de la estructura cerebral primitiva. Cuando este cerebro racional se sobreestimula, tiende a inhibir la acción del cerebro primitivo. Durante el proceso del nacimiento, hay una etapa en la que a la mujer de parto le da la sensación de estar en otro planeta; para llegar a ese «otro planeta», ha tenido que cambiar su nivel de conciencia reduciendo la actividad del neocórtex. Y al contrario, durante el proceso del nacimiento y cualquier experiencia sexual, una estimulación del neocórtex tiene un efecto inhibitorio: una conversación lógica, sentirse observada, luces fuertes, etc. Hay pocas parejas que puedan hacer el amor si se sienten observadas o si su neocórtex se encuentra estimulado por luces fuertes o pensamientos lógicos.

Resulta irónico que los mamíferos no humanos, cuyo neocórtex no está tan desarrollado como el nuestro, cuenten con una estrategia para dar a luz en privado. La sensación de seguridad es un requisito previo para mantener el estado de privacidad. Para que uno se sienta seguro, antes debe de sentirse protegido. Recordemos que las primeras comadronas eran normalmente las madres de las mujeres que estaban dando a luz. Otras comadronas que sustituían a la figura materna debían ser, sobre todo, personas protectoras.

*Cuando sentimos miedo, frío o inseguridad,
liberamos hormonas de la familia de la adrenalina,
las cuales inhiben ciertos episodios de la vida sexual.*

Tratar la sexualidad como un todo supone tener en cuenta muchas implicaciones. En las sociedades en las que la sexualidad genital está muy reprimida, las mujeres tienen una menor probabilidad de tener partos más fáciles, y a la inversa, la rutina hipercontroladora del proceso del nacimiento probablemente influye en otros aspectos de nuestra vida sexual.

Es necesario un trabajo completo para estudiar estas correlaciones, las cuales están basadas en muchos textos antropológicos de la muy reciente y moderna etnología, como el trabajo de Malinowski *The Sexual Life of Savages*[7] y los estudios de Margaret Mead. Nos encontramos con las mismas correlaciones cuando comparamos las últimas estadísticas relacionadas con el nacimiento del siglo xx en los países de Europa: los nacimientos son más fáciles en Suecia que en Italia.

En los seres humanos, el principal órgano en funcionamiento durante cualquier actividad sexual es el cerebro.

Por supuesto, amor y sexualidad no son sinónimos. Nadie puede definir el amor, ni nadie puede analizar con precisión los distintos tipos de amor. La última forma de amor entre los humanos debería de ser el amor a la naturaleza, un gran respeto hacia la Madre Tierra. Durante la primera hora que sigue al nacimiento, el primer contacto del bebé con su madre es un período crítico en el desarrollo de la capacidad de respeto a la naturaleza. Debe de existir algo en común entre la relación con la madre y la relación con la Madre Tierra. Debe de haber algunas, muy pocas, culturas en las que no exista excusa alguna para interferir en el primer contacto entre la madre y el bebé. En estas culturas, la necesidad de dar a luz en la intimidad siempre se ha respetado, culturas que se han desarrollado en sitios donde los humanos tenían que vivir sus vidas en armonía con el ecosistema, donde resultaba una ventaja desarrollar y mantener el respeto hacia la Madre Tierra.

Cuando el proceso del nacimiento se vea como un período de suma importancia en el desarrollo de la capacidad de amar, ocurrirá la revolución en nuestra visión de la violencia.

---

7. Malinowski, B. (1919): The Sexual Life of Savages. New York, Harvest Books.

Capítulo 10

¿Existe una auténtica epidemia de autismo?

Ésta es la cuestión primordial, ya que los factores genéticos juegan sin duda un papel clave. Si existe una auténtica epidemia, ello implicaría que los factores medioambientales durante el período primal también juegan un papel importante.

Hasta hace poco, muchos expertos médicos alegaban que el incremento en la incidencia del autismo era simplemente producto de la mejora del diagnóstico y de una mayor concienciación pública. También destacaban que nuestra comprensión del autismo ha cambiado en la pasada década.

Uno de los cambios ha sido el descubrimiento de la existencia de algunos trastornos estrechamente relacionados que comparten las mismas características esenciales pero difieren en determinados síntomas, edad de aparición o historia natural. Estos trastornos, que incluyen el síndrome de Asperger, un autismo atípico, y el trastorno desintegrativo, son conceptualizados como «trastornos dentro del espectro del autismo». Ello explica por qué, de acuerdo con unas estimaciones británicas publicadas recientemente, las tasas actuales de autismo son del 16 por 10 000. De hecho, estas cifras alcanzan el

63 por 10 000 cuando se incluyen todos los trastornos dentro del espectro autista.[1]

Aún continúa el debate sobre la validez y utilidad de una definición amplia del autismo, el cual se alimenta de la acumulación de datos relativos a los aspectos genéticos del trastorno.

Ya en 1977, un estudio con gemelos mostró que la tasa de coincidencia en gemelos idénticos era mucho mayor que en gemelos no idénticos.[2] Este hallazgo ha sido confirmado en diversas ocasiones y está bien consolidado.[3] Hay una concordancia del 36-91 % en gemelos idénticos en comparación con una tasa de menos del 1 % en gemelos no idénticos. Los hermanos tienen un riesgo casi 100 veces superior que el de la población general. Además, el autismo o los comportamientos autísticos se asocian a varios defectos genéticos específicos, incluyendo el síndrome del X frágil. Pero el modo de transmisión no sigue ningún patrón reconocible, y aunque algunos hallazgos prometedores se basan en estudios de genes candidatos, no se han identificado genes verdaderamente susceptibles de serlo.[4, 5]

El año 2003 puede considerarse como un momento de inflexión, ya que incluso organismos de salud pública tales como los Centros para el Control de las Enfermedades de Estados Unidos (CDC) reconocen que podemos hallarnos ante una epidemia de autismo. Miembros de los CDC divulgaron un estudio con un grupo de 289 456 niños de 3 a

1. Chakrabarti S, Fombonne E.: Pervasive developmental disorders in preschool children. JAMA 2001; 285: 3141-2.
2. Folstein S, Rutter M.: Infantile autism. A study of 21 twin pairs. J Child Psychol Psychiatr 1977; 18: 297-321.
3. Bailey A, Le Couteur A, et al.: Autism as a strong genetic disorder: evidence from a British twin study. Psychol Med 1995; 25: 63-77.
4. Risch N, Spiker D, et al.: A genomic screen of autism: evidence for a multilocus etiology. Am J Hum Genet 1999; 65: 493-507.
5. Folstein S, Rosen-Sheidley B.: Genetics of autism: complex aetiology for a heterogeneous disorder. Nat Rev Genet 2001; 2: 943-55.

10 años en los cinco condados del área metropolitana de Atlanta, Georgia,[6] del que un total de 987 niños desarrollaron comportamientos compatibles con el criterio del *Manual diagnóstico y estadístico de trastornos mentales* para trastornos autísticos.

La incidencia del autismo fue del 3,4 ‰. Esta tasa fue mayor que las tasas encontradas con el mismo criterio en estudios anteriores llevados a cabo en EE. UU. en los años ochenta y principios de los noventa. Los resultados de este estudio son coherentes con los de varias investigaciones recientes en EE. UU. y Europa occidental. Un informe del Departamento Californiano de Servicios para el Desarrollo encontró que 20 377 niños californianos recibían cuidados especiales por autismo en diciembre de 2002, lo que supone un incremento del 97 % respecto de 1998. Según una evaluación británica, la incidencia anual de autismo diagnosticado entre niños de 12 años o menores aumentó siete veces entre 1988 y 1999.[7] Tales fluctuaciones en la incidencia de esta enfermedad no pueden explicarse sólo por factores genéticos.

Tras la polémica de la vacuna de la rubéola, parotiditis y sarampión

Aunque hay sólidas pruebas de la influencia genética, muchos hechos indican que los factores medioambientales o las interacciones gen-ambiente también están implicadas.

Las tasas de concordancia entre gemelos idénticos son inferiores al 100 %, aunque los gemelos idénticos comparten el mismo material genético y se desarrollan en el útero de una mujer de la misma edad, en el

6. Yeargin-Allsopp M, Rice C, et al.: Prevalence of autism in a US metropolitan area. JAMA 2003; 289: 49-55
7. Kaye JA, Melero-Montes M, Jick H.: Mumps, measles, and rubella vaccine and the incidence of autism recorded by general practitioners: a time trend analysis. BMJ 2001; 322: 460-3.

mismo estado emocional y consumidora de la misma comida, que tiene la misma actividad física y la misma presión sanguínea, etc. A pesar de todas estas similitudes, hay que puntualizar que los gemelos no se desarrollan exactamente en el mismo medioambiente, puesto que uno de ellos puede recibir más sangre que el otro de la placenta, y también porque, mientras están en el vientre, no se desarrollan en la misma posición. Es más, no han nacido del mismo modo, ya que uno sale primero y el otro, después. Desgraciadamente, no es habitual que los estudios sobre gemelos exploren las diferencias entre el primero y el segundo en nacer.

La exposición prenatal a fármacos antiepilépticos también parece aumentar el riesgo de autismo, al igual que la exposición al alcohol y el consumo materno de cocaína.

De hecho, hay pruebas de que sufrir daños graves durante el desarrollo prenatal temprano puede aumentar el riesgo de autismo. Un estudio sueco descubrió que en 4 de cada 86 pacientes con embriopatía taleidomínica se cumplían criterios diagnósticos de autismo, y que los cuatro tuvieron defectos en algún miembro registrados durante su exposición entre los 22 y 26 días de gestación.[8] La exposición prenatal a fármacos antiepilépticos (ácido valproico)[9] también parece aumentar el riesgo de autismo, al igual que la exposición al alcohol[10] y el consumo materno de cocaína.[11]

---

8. Stromland K, Norden V, et al.: Autism in thalidomide embryopathy. Dev Med Child Neurol 1994; 36: 351-56.
9. Moore SJ, Turpenny P, et al.: A clinical study of 57 children with fetal anticonvulsivant syndromes. J Med Genet 2000; 37: 489-97.
10. Aronson M, Hagberg B, Gillberg C.: Attention deficit and autistic spectrum problems in children exposed to alcohol during gestation: a follow-up study. Dev Med Child Neur 1997; 39: 583-87.
11. Davis E, Fennoy I, et al.: Autism and developmental abnormalities in children with perinatal cocaine exposure. J Natl Med Assoc 1992; 84: 315-29.

Ha llegado el momento de ofrecer una visión de conjunto del autismo desde la perspectiva de la investigación en salud primal. Era difícil en tanto no quedase superada la obsesión por la vacuna contra la rubéola, el sarampión y la parotiditis. Recordemos que la posibilidad de que la vacuna contra la rubéola, el sarampión y la parotiditis (MMR) pudiese estar relacionada con el riesgo de autismo surgió originariamente de una publicación de 1998 que describía 12 casos de niños que fueron diagnosticados con una enfermedad digestiva (hiperplasia linfoide nodular ileal) seguida de trastornos del comportamiento clasificados como autismo.[12]

Los padres o el médico de 8 de esos 12 niños relacionaron la aparición del trastorno del comportamiento con la vacuna contra la rubéola, el sarampión y la parotiditis por su coincidencia temporal. Estas anécdotas fueron la base de una teoría que ha sido repetidamente descartada por estudios epidemiológicos.[13, 14, 15] Tuvimos que esperar hasta la publicación en una prestigiosa revista médica de un estudio realizado sobre todos los niños nacidos en Dinamarca entre enero de 1991 y diciembre de 1998 (más de medio millón de niños) para que todo el mundo se convenciera de que el principal efecto negativo de la vacuna del sarampión, la rubéola y la parotiditis fue distraer la atención (y probablemente el dinero) del estudio de factores de riesgo que pudieran explicar la actual epidemia de autismo.[16] Hay gran cantidad de datos que sugieren que los factores de riesgo significativos se dan antes

12. Wakefield AJ, Murch SF, et al.: Ileal-lymphoid-nodular hyperplasia, non-specific colitis, and pervasive developmental disorder in children. Lancet 1998; 351: 637-41.
13. Taylor B, Miller E, et al.: Autism and measles, mumps, and rubella vaccine: no epidemiological evidence for a causal association. Lancet 1999; 353: 2026-9.
14. Kaye JA, Melero-Montes M, Jick H.: Mumps, measles, and rubella vaccine and the incidence of autism recorded by general practitioners: a time trend analysis. BMJ 2001; 322: 460-3.
15. Dales L, Hammer SJ, Smith NJ.: Time trends in autism and in MMR immunization coverage in California. JAMA 2001; 285 (9): 1183-5.
16. Madsen KM, Hviid A, et al.: A population-based study of measles, mumps, and rubella vaccination and autism. N Engl J Med 2002; 347(19): 1474-5.

de la edad de la vacuna contra la rubéola, el sarampión y la parotiditis, que se administra normalmente a los 12 meses o después.

Una mirada al banco de datos de investigación sobre salud primal

La palabra clave «autismo» nos conduce a varios estudios que detectaron factores de riesgo en los períodos pre y perinatal. Mi interés por el autismo comenzó en 1982, cuando conocí a Niko Timbergen, uno de los primeros investigadores de la etología que compartió el Premio Nobel con Konrad Lorenz y Karl Von Frisch en 1973. Como etólogo acostumbrado a la observación del comportamiento animal, estudió especialmente el comportamiento no verbal de los niños autistas. Como «etólogo de campo», estudió a los niños en su ambiente familiar. Y no sólo nos ofreció descripciones detalladas de sus observaciones, sino que al mismo tiempo enumeró factores que predisponían al autismo o que podían agudizar los síntomas.[17] Descubrió factores evidentes en el período cercano al parto tales como la inducción del parto, extracción profunda con fórceps, parto con anestesia y reanimación al nacer. Cuando lo conocí, estaba indagando posibles conexiones entre la dificultad de los niños autistas para establecer contacto visual y la ausencia de contacto visual madre-hijo al nacer. El trabajo de Timbergen y su mujer representa el primer intento de investigar el autismo desde la perspectiva de la «investigación en salud primal».

Fue probablemente mi encuentro con Niko Timbergen lo que hizo que leyese con especial interés, en junio de 1999, un informe de Ryoko Hattori, una psiquiatra de Kumamoto, Japón.[18] Evaluó los riesgos de

---

17. Tinbergen N, Tinbergen A.: Autistic children. Allen and Unwin. London 1983.
18. Hattori R, et al.: Autistic and developmental disorders after general anaesthetic delivery. Lancet 1991; 337: 1357-8.

convertirse en autista según el lugar del nacimiento. Descubrió que los niños nacidos en un determinado hospital tenían significativamente más riesgo de ser autistas. En ese hospital en particular se inducían los partos de forma rutinaria una semana antes de la fecha probable de parto y usaban una mezcla compleja de sedantes, agentes anestésicos y analgésicos durante el parto.

El estudio más amplio publicado hasta la fecha sobre factores de riesgo perinatales en el autismo es de julio de 2002.[19] Los investigadores tienen a su disposición los datos recopilados a escala nacional en el Registro de Nacimientos sueco, que abarca a todos los niños suecos nacidos durante un período de 20 años (1974-1993). Tienen también a su disposición datos relativos a 408 niños (321 niños y 87 niñas) a los que se les diagnosticó autismo tras su alta en el hospital desde 1987 hasta 1994 (fueron diagnosticados según el código 299-A, ICD-9). Se seleccionaron 5 controles afines para cada caso, obteniéndose una muestra de control de 2040 niños. El riesgo de autismo se asoció significativamente al parto por cesárea, una puntuación Apgar a los 5 minutos inferior a 7, nacimiento materno fuera de Europa y Norteamérica, sangrado durante el embarazo, fumar diariamente al comienzo del embarazo, un tamaño pequeño para la edad gestacional y malformaciones congénitas. Desgraciadamente, la variable «preeclampsia» no fue separada del impreciso marco de las «enfermedades hipertensivas» (riesgo aumentado al límite de la relevancia estadística). Tampoco pudo ser tenida en cuenta la variable «parto inducido» porque no se hizo constar en el Registro Nacional de Nacimientos hasta 1991 (según mi correspondencia personal con uno de los autores).

19. Hultman C, Sparen P, Cnattingius S.: Perinatal risk factors for infantile autism. Epidemiology 2002; 13: 417-23.

Otros estudios

Todos ellos son menores que el estudio principal sueco, y han evaluado las tasas de complicaciones en el parto usando «puntuaciones de optimación compuestas». En estos estudios también se refleja que los niños con trastornos dentro del espectro del autismo tienen mayores tasas de complicaciones en el parto. Una vez más, la variable «parto inducido» no aparece en los protocolos ni en los resultados.[20, 21, 22] El mismo comentario sugiere un estudio americano que utilizó la «Escala perinatal materna», un informe cumplimentado por las propias madres que examina complicaciones del embarazo y circunstancias médicas de la madre,[23] y otro estudio americano que utilizó el «Informe de estadísticas finales de natalidad».[24] Este último estudio añadió la hiperbilirrubinemia –ictericia– a los riesgos médicos mencionados por otros investigadores y también el concepto de factores negativos de riesgo (los riesgos de que el niño se convierta en autista son menores cuando la madre tuvo infecciones vaginales y cuando no usó anteriormente métodos anticonceptivos). No pudimos encontrar ningún estudio que se fijase en el momento en que se pinzó el cordón umbilical. En cualquier caso, el corte prematuro del cordón ha sido una práctica incontestada desde hace 50 años, mucho antes de la epidemia de autismo.

20. Zwaigenbaum L, Szatmari P, et al.: Pregnancy and birth complications in autism and liability to broader autism phenotype. J Am Acad Child Adolesc Psychiatry 2002; 41: 572-79.
21. Lord C, Mulloy C, et al.: Pre- and perinatal factors in high-functioning females and males with autism. J Autism Dev Disord 1991; 21 (2):197-209.
22. Armenteros JL, Adams PB, et al.: Haloperidol-related dyskinesias and pre- and perinatal complications in autistic children. Psychopharmacol Bull 1995; 31 (2): 363-9.
23. Wilkerson DS, Volpe AG, et al.: Perinatal complications as predictors of infant autism. Int J Neurosci 2002; 112 (9): 1085-98.
24. Iuul-Dam N, Townsend J, Courchesne E.: Prenatal, perinatal and neonatal factors in autism, pervasive developmental disorders, and the general population. Pediatrics 2001; 107 (4): E63.

La epidemia de autismo y la epidemia de inducciones
parecen haberse desarrollado de forma paralela.
Los resultados de estudios recientes sugieren
que los niños con trastornos autísticos muestran
alteraciones en su sistema oxitócico.

Nuestro banco de datos también incluye un estudio japonés sobre supervivientes de unidades neonatales de cuidados intensivos. La tasa de autismo en esta población es más del doble de la que cabría esperar entre la población general. El síndrome de aspiración de meconio aparece como un factor significativo de riesgo.[25]

La epidemia de partos inducidos y la epidemia de autismo: ¿están relacionadas?

Hay muchas razones por las cuales se necesitan con urgencia más estudios sobre la inducción del parto como factor de riesgo en el autismo. La primera es que los autores de los estudios más antiguos incluidos en nuestra base de datos se encontraron con los riesgos asociados a la inducción, mientras que los estudios más recientes no pudieron tomar en consideración esta variable. La «inducción del parto» debe ser tenida en cuenta expresamente, puesto que puede asociarse tanto con el parto vaginal –con o sin intervenciones tales como los fórceps– como con un parto por cesárea. Otra razón es que la epidemia de autismo y la epidemia de inducciones parecen haberse desarrollado de forma paralela. Y lo que es más importante, una tercera razón es que los resultados de estudios recientes sugieren que los niños con trastornos autísticos muestran alteraciones en su sistema oxitócico.

---

25. Matsuishi T, Yanashita Y, et al.: Brief report incidence of and risk factors for autistic disorders in neonatal intensive care unit survivors. J Aut Dev Disord 1999; 29 (2): 161-6.

Las primeras pistas vinieron de un estudio de muestras de sangre tomadas a media mañana de 29 niños autistas y 30 normales de la misma edad, todos en la preadolescencia.[26] Se descubrió que el grupo autista tenía niveles de oxitocina en sangre significativamente inferiores a los del grupo normal. La oxitocina aumentó con la edad en los niños normales, pero no en los niños autistas.

Estos resultados inspiraron una investigación profunda del sistema oxitócico de los niños autistas. En los últimos años se ha hecho patente que la oxitocina puede aparecer en el cerebro en distintas formas. Existe la oxitocina nonapéptida (OT) y los «péptidos extendidos en el carbono terminal», que son denominados conjuntamente como OT-X. Los OT-X son intermediarios en la síntesis de la oxitocina que se acumulan debido a un mecanismo de procesamiento incompleto. Veintiocho niños varones diagnosticados con trastorno autista fueron comparados con un grupo de control de 31 niños de la misma edad sin problemas psiquiátricos: había una disminución de la OT en sangre y un incremento de los OT-X y un aumento de la ratio de OT-X/OT en la muestra autista en comparación con los sujetos del grupo de control.[27] En otras palabras, los niños autistas muestran alteraciones en el sistema oxitócico: hay déficits en el mecanismo de procesamiento de la oxitocina. Estos descubrimientos son de una importancia decisiva en un momento en el que gran cantidad de datos procedentes de estudios sobre animales confirman los potentes efectos de la oxitocina –y la hormona precursora vasopresina– en el comportamiento, la comunicación y los rituales sociales.

Más aún, en la actualidad estamos dándonos cuenta de que los receptores de oxitocina del cerebro experimentan grandes cambios du-

26. Modahl C, Green L, et al.: Plasma oxytocin levels in autistic children. Biol Psychiatry 1998; 43 (4): 270-7.

27. Green L, Fein D, et al.: Oxytocin and autistic disorder: alterations in peptides forms. Biol Psychiatry 2001; 50 (8): 609-13..

rante el desarrollo. Entre los humanos, el período perinatal se considera un período de reorganización radical del sistema central oxitócico. Debemos añadir que cuando se alcanza un cierto grado de madurez, el sistema oxitócico del feto participa probablemente en el comienzo fisiológico del parto. La inducción artificial y generalizada de los partos, y en especial el uso de goteros de oxitocina sintética, originan situaciones que interfieren indudablemente en el desarrollo y reorganización del sistema oxitócico en un período tan crítico. Sólo este hecho justifica ya la necesidad de más estudios epidemiológicos centrados en la inducción del parto como posible factor de riesgo. Sería útil conocer cómo liberan la oxitocina los niños autistas. La oxitocina es más efectiva cuando se libera rítmicamente, mediante pulsaciones rápidas sucesivas. Hoy no es imposible medir el ritmo y las pulsaciones con las que se libera la oxitocina.

El autismo como «minusvalía de la capacidad de amar»

El término «minusvalía de la capacidad de amar» es adecuado porque puede referirse a la capacidad de amar a los demás y también a la capacidad de amarse a uno mismo. Uso este término para definir un subgrupo de estudios incluidos en nuestra base de datos. Siempre que los investigadores estudian una enfermedad, una forma de ser o un comportamiento que puede interpretarse como minusvalía de la capacidad de amar encuentran factores de riesgo en el período que acompaña al nacimiento. Llama la atención que todas las palabras clave que encabezan este subgrupo traten sobre cuestiones muy importantes y propias de nuestro tiempo. Tal es el caso de la criminalidad juvenil, el autismo y comportamientos típicamente autodestructivos como el suicidio de adolescentes, la adicción a las drogas, la anorexia nerviosa... Llama también la atención que, a pesar de su publicación en revistas médicas y científicas autorizadas, los resultados de dichos estudios son eludidos por la comunidad médica y los medios de comunicación. Son comparativamente desconocidos y no se tienen en cuenta en la mayoría de los artículos subsiguientes. Ésta es una característica común a todos ellos. Acuñé el término «epidemiología "cul-de-sac"» para referirme a dichos estudios, en contraste con el término «epidemiología circular», que utilizo para referirme a la tendencia común de repetir constantemente los mismos estudios, incluso cuando no existen dudas sobre los resultados.[28] Cuando un estudio no es políticamente correcto pasa a convertirse en «epidemiología "cul-de-sac"».

28. Odent M.: Between circular and cul-de-sac epidemiology. Lancet 2000; 355: 1371.

Bibliografía

AKIL, H.; WATSON, S.J. y et al.: Beta endorphin immunoreactivity in rat and human blood: Radio-immunoassay, comparative levels and physiological alternatives. Life Sci., 1979; 24: 1659-66 - Moss, I.R.; Conner, H. y et al.: Human beta endorphin-like immunoreactivity in the perinatal/neonatal period. J. of Ped., 1982; 101; 3: 443-46.

CSONTOS, K.; RUST, M. y et al.: Elevated plasma beta endorphin levels in pregnant women and their neonates. Life Sci., 1979; 25: 835-44.

KIMBALL, C.D.; CHANG, C.M. y et al.: Immunoreactive endorphin peptides and prolactin in umbilical vein and maternal blood. Am. J. Obstet. Gynecol., 1987; 14: 104-105.

NISSEN, E.; LILJA, G.; WIDSTROM, A.M. y UVNAS-MOBERG, K.: Elevation of oxytocin levels early post partum in women. Acta Obstet Gynecol Scand, 1995; 74: 530-3.

ODENT, M.: La Cientificación del Amor. Ed. Creavida. Buenos Aires, 2001.

—: The early expression of the rooting reflex. Proceedings of the 5th International Congress of Psychosomatic Obstetrics and Gynaecology. Rome, 1977. London: Academic Press, 1977: 1117-19.

—: Colostrum and civilization. The Nature of birth and breastfeeding. Bergin and Garvey. Westport, CT., 1992.

—: Don't manage the third stage of labour! The Practising midwife, 1998; 1 (9): 31-33.

—: Active versus expectant management of third stage of labour. Lancet, 1998; 351: 1659.

—: Between circular and cul-de-sac epidemiology. Lancet, 2000; 355: 1371.

PEDERSEN, C.S. y PRANGE, J.R.: Induction of maternal behavior in virgin rats after intracerebroventricular administration of oxytocin. Pro. Natl. Acad. Sci. USA, 1979; 76: 6661-65.

PRENDEVILLE, W.; HARDING, J.; ELBOURNE, D. y STIRRAT, G.: The Bristol third stage trial: active versus physiological management of the third stage of labour. BMJ, 1988; 297: 1295-300.

ROGERS, J.; WOOD, J.; McCANDISH, R. y et al.: Active versus expectant management of third stage of labour: the Hinchingbrooke randomized controlled trial. Lancet, 1998; 351: 693-99.

VERBALIS, J.G.; McCANN, M.; McHALE, C.M. y STRICKER, E.M.: Oxytocin secretion in response to cholecystokinin and food: differentiation of nausea from satiety. Science, 1986; 232: 1417-19.

ZARROW, M.X.; GANDELMAN, R. y RENENBERG, V.: Prolactin: is it an essential hormone for maternal behavior in the mammal? Horm. Behav., 1971; 2: 343-54.